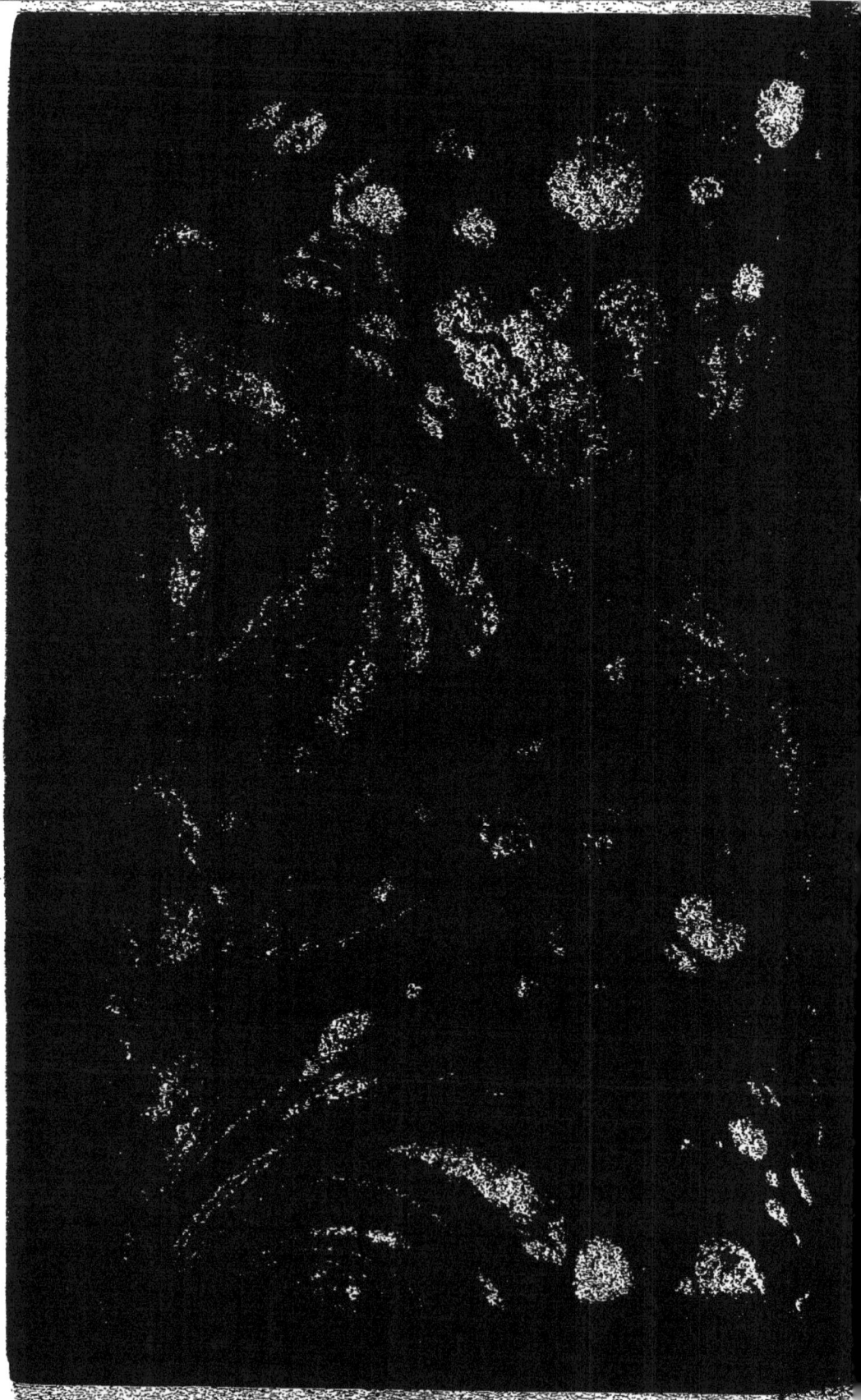

4184 244 1c . a .

S. et A. N°.

Cas-denyou. 4598.

RÉFLEXIONS

CONTRE L'USAGE

DE L'ÉLECTRICITÉ

DANS LA MÉDECINE.

RÉFLEXIONS

SUR UN OUVRAGE,

OÙ L'AUTEUR S'EFFORCE

D'ÉTABLIR L'USAGE DE L'ÉLECTRICITÉ

DANS LA MÉDECINE.

Par l'Auteur de la Manière d'ouvrir &
de traiter les Abfcès.

Vis dicam? nugaris.
Aul. Perf. fat. I.

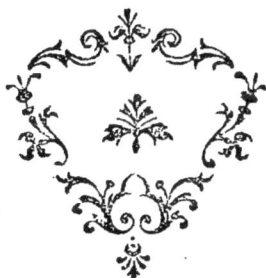

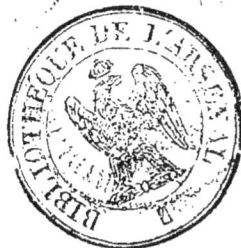

A MONTPELLIER,
Et fe vend A PARIS,
Chez J. Fr. DIDOT le jeune, Libraire,
Quai des Auguftins.

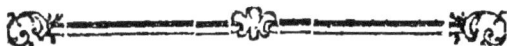

M. DCC. LXXI.

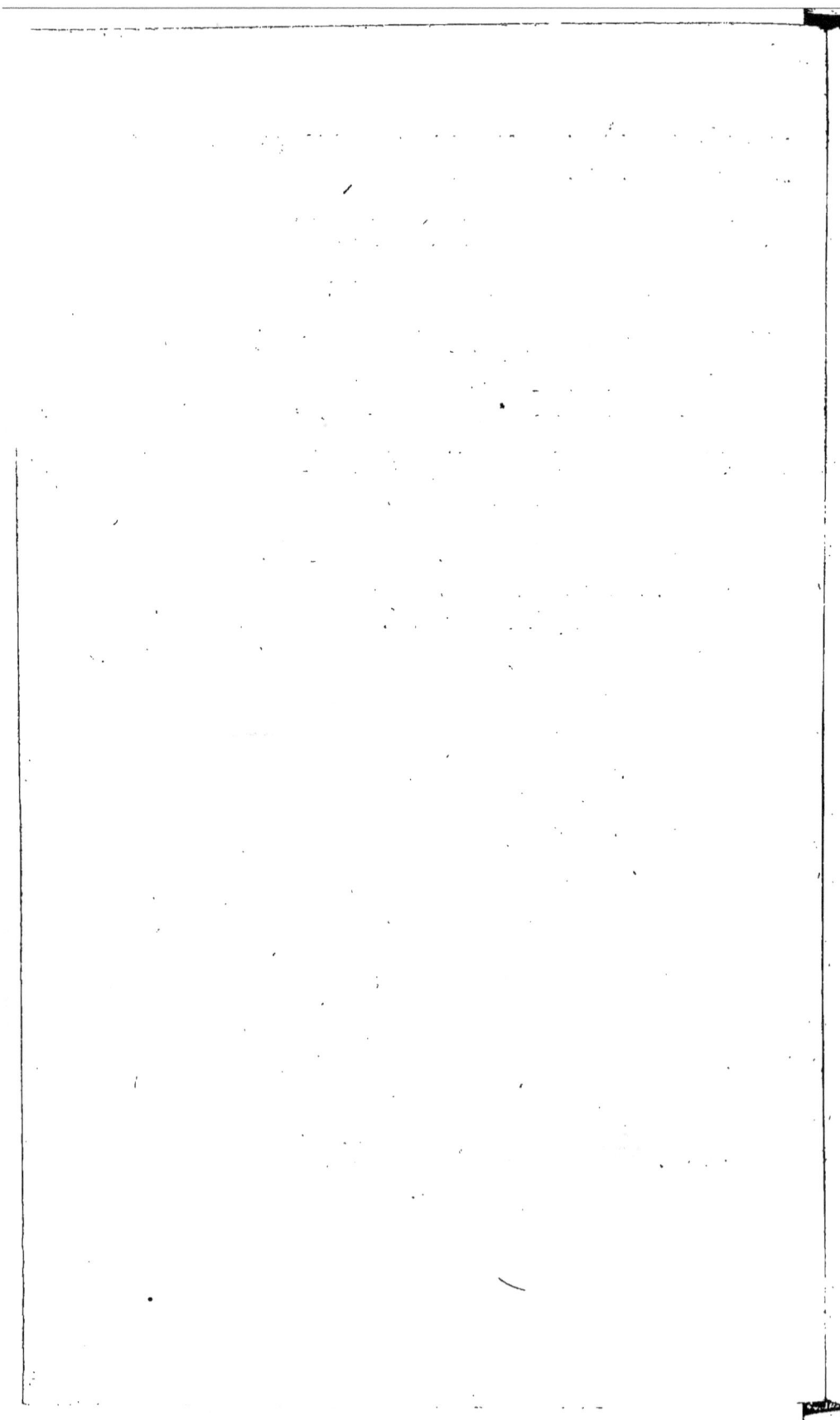

AVANT-PROPOS.

J'Ecris contre un Docteur de la Faculté de Médecine de Montpellier que j'estime infiniment, & qui est en effet très-estimable : c'est M. PARIS. J'examine un ouvrage sorti depuis peu de sa plume, qui a pour titre, *Dissertation physico-médicinale sur l'usage de l'Electricité dans la Médecine.*

Quelle témérité ! dira la foule. Un Chirurgien combattre publiquement les propositions d'un Médecin (*a*) ! Cela est très-hardi, sans doute, eu égard au préjugé qui resserre autant la sphère des connoissances des personnes de mon état, qu'il agrandit celle où la Médecine puise les siennes. Mais si je fais voir que cet Auteur, quoique doué de toute la justesse d'esprit imaginable, a pris le travers

_____

(*a*) Ce que j'entreprends ici ne doit pas être sans exemple. On a même vû plus que tout cela : un Pâtissier de Montbrison en Forêt, nommé *Jacques Fronton*, demeurant alors près la porte de la Magdeleine de cette ville, critiqua l'ouvrage *de Sideratione hiemale humanâ*, 1553. de M. *Goguier* I. Médecin d'*Henry* II. lorsqu'il parut ; & le public fit beaucoup de cas de cette critique.
. . . . chacun à ce métier,
Peut perdre impunément de l'encre & du papier,

dans une infinité d'endroits de fa differtation, ne conviendra-t-on pas de l'une de
ces deux chofes : ou qu'un Chirurgien
peut, s'il s'applique, acquérir toutes les
lumières qu'on croit vulgairement n'être
qu'à la portée du feul Médecin, ou qu'un
Médecin peut, en fe négligeant, n'aller
pas au-delà du point où ordinairement le
Chirurgien s'arrête ?

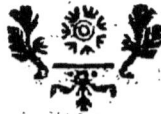

RÉFLEXIONS

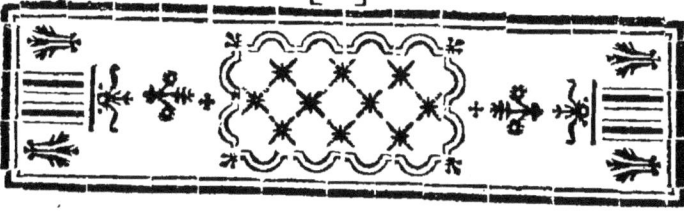

RÉFLEXIONS

SUR UN OUVRAGE,

Où l'Auteur s'efforce d'établir l'usage de l'Electricité dans la Médecine.

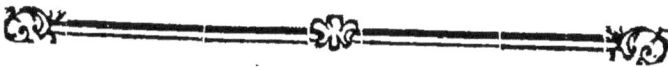

EXAMEN

De la Préface de la Dissertation.

LA Préface que M. PARIS a mis au commencement de sa Dissertation, n'est pas absolument mal de la part d'un homme qui en fait pour la première fois en sa vie. Au jugement des connoisseurs en ce genre, elle est, à tout prendre, une pièce assez passable. Cependant entre autres défauts que j'y découvre, moi qui ne suis pas un grand grec, & que, quoique de peu de conséquence à la rigueur, je ne laisserai pas de considérer de près, j'aurois voulu qu'il en eût évité un qui met peut-être trop au jour ce qu'il s'efforce le plus de cacher : c'est qu'en

A

marquant fans néceſſité beaucoup d'éloignement pour les ſyſtêmes, il fait ſoupçonner
préciſément par-là qu'il n'aime au contraire
rien tant que leur faux brillant ; & que de
tous les Médecins ſyſtêmatiques, il eſt celui
qui aſpire le plus ardemment à être placé à
leur tête. Voici l'endroit où il ſe couvre du
maſque ; mais ce n'eſt qu'une gaze très-claire,
à travers laquelle on diſtingue aiſément ſes
traits.

Après s'être félicité, comme il le devoit,
dans une phraſe de nouvelle conſtruction,
& dont la ſyntaxe eſt, on ne peut pas plus,
irréguliere (a), *d'être aſſocié dans ſa Patrie
à des Confreres dont le zèle & le bonheur du
bien public dirigent les démarches*; après leur
avoir rendu la juſtice de les regarder comme
des *Miniſtres fidéles & éclairés de la Nature ;*
après avoir reconnu que *leur pratique, &
leurs obſervations ſont des témoignages des
lumières profondes qu'ils poſſédent dans les
deux parties de la Médecine*, il dit, par
une repriſe qu'on ne ſçait à quoi rapporter,
(b) *heureux d'être parmi des perſonnes auſſi
reſpectables, & d'en avoir toujours eu de
telles qui ayent dirigé mes pas, l'eſprit de
ſyſtême n'a jamais préſidé à mes obſervations.*

Que ce morceau eſt bien ! qu'il ſeroit
propre à raſſurer ceux qui craignent d'être

(a) Préf. p. v. lign. 11.
(b) Ibid.

féduits par les nouveaux Auteurs, s'il n'étoit de la pouffière aux yeux toute pure! M. PARIS qui parle ainfi, a véritablement été élevé à Montpellier dans une des meilleures Ecoles de Médecine qui foient connues ; il eft à préfent dans Arles parmi des Confreres qui font d'excellens modèles de conduite dans l'art de guèrir ; a-t-il pour cela profité de ce double bonheur ? En tout cas fon Livre n'en eft pas une preuve.

Décidé, au contraire felon les apparences, pour ces voies trompeufes que l'empirifme fe pratique, il laiffe celles dont on lui a fait connoître la fûreté, pour tenir des fentiers qui jettent dans l'égarement. S'y feroit-on jamais attendu ? Auroit-il oublié l'obligation tacite qu'il a contractée en recevant le Bonnet, de ne s'écarter jamais des traces de fes Maîtres ? Et s'il s'en fouvient encore, pourquoi, au mépris de tout ce que l'expérience a découvert de vraiment falubre dans la matière médicale, au mépris de ce que fes Profeffeurs lui ont enfeigné, au mépris, en un mot, du fuccès qu'ont tous les jours fous fes yeux les médicamens adminiftrés par fes Confreres, va-t-il donner comme une précieufe reffource dans les maladies quelconques, l'épreuve qui y eft la moins applicable par les mauvais effets dont elle a toujours été fuivie, toutes les fois qu'on a eu la foibleffe de s'y foumettre ?

Mais il n'en fait rien encore. Ne doutant

A ij

pas qu'il ne foit auparavant très-important
de prévenir les efprits, il fe borne pour le
préfent à des prolégomenes qui ne préparent
pas plus à fon fyftême, que les fornettes de
l'Almanach de Milan à l'hiftoire. *Auffi eft-ce
dans ces vues*, dit-il (*a*), *que loin d'an-
noncer ici l'Electricité comme une reffource
infaillible pour rappeller les écoulemens fup-
primés, &c. je me borne à propofer mes réflexions.*

Avant de chercher ces réflexions, qui
ne font peut-être pas dans la Préface, & qui
feroient pourtant mieux placées là, qu'ailleurs ; avant, par conféquent, de confidé-
rer quel rapport elles ont avec l'efficacité de
l'Electricité, dont il va nous entretenir fur
le ton d'un Ecrivain qui y croit fermement,
& qui en eft enchanté, examinons combien
peu relatif eft le commencement de cette
période avec ce qu'il vient de dire.

Auffi eft-ce dans ces vues ! &c. Quelles
vues ? j'ai beau forcer l'interprétation de ce
qui précéde ; j'ai beau vouloir, en remon-
tant même plus haut, donner à tout ce que
je lis, un fens qui puiffe rendre ces vues au
moins apparentes, rien ne me réuffit. Tous
les faits qu'il pofe immédiatement avant, &
furtout celui par lequel il affure que l'efprit de
fyftême n'a jamais préfidé à fes obfervations,
tout cela n'eft que des faits ; je n'y trouve

(*a*) Id. p. vj.

pas la moindre vue. Cherchons donc les réflexions par lesquelles il se propose de nous amener à la nécessité de la pratique électrisante ; & voyons si elles n'auroient pas été omises, comme les vues qu'il a cru nous avoir communiquées.

L'Auteur, comme si ce qu'il va exposer étoit en effet une réflexion préparatoire, & un dispositif fort nécessaire pour l'intelligence du plus fier système qui ait jamais été inventé, assure un peu plus bas (*a*), *qu'il n'est rien de plus difficile à comprendre & à expliquer, que les causes des mouvemens intérieurs qui constituent la vie animale.*

Mais, quel rapport y a-t-il entre la supposition de cette difficulté, à la promesse que l'Auteur fait plus haut de mettre au jour sa façon de penser au sujet des vertus de l'Electricité ? Prendroit-il cette supposition pour une réflexion ? Il se trompe ; elle est toute autre chose ; ou si c'en est une, elle est si peu rélative, que tout ce qu'on en peut dire de moins desobligeant, c'est qu'elle est totalement manquée ; & qu'ayant été déduite d'un raisonnement, dont les parties fussent moins en contradiction entre-elles, elle eût risqué de paroître intéressante.

Au reste, depuis que l'homme est convenu qu'il ne sçait rien, il sçait tout ce qui est mis en proposition dans cette prétendue ré-

(*a*) Id. ibid.

flexion ; il admire, il jouit, & ne va pas
plus loin, s'il eſt ſage. Comme tel, l'Auteur
a véritablement pris ce parti ; cependant il
eût pû, ce me ſemble, hazarder ſans étourderie
une explication en manière d'eſſai : car le
ſujet, quoique très-abſtrait, en eſt ſuſcepti-
ble ; & ſe conduiſant à cet égard comme il a
fait par rapport à l'Electricité dans la Médecine ; c'eſt-à-dire, en *ne prenant point
pour déciſif ce qui n'eſt qu'opinion* (a), il
eût du moins brillé par un côté de plus ; il
eût montré une partie de ce fond d'érudition
en Métaphyſique que je lui connois, & que
peu de gens ſçavent qu'il poſſéde. Mais voici
une réflexion peut-être un peu plus analogue.
Si elle eſt bien, ce que nous verrons bientôt,
elle ne ſera pas ſans doute la ſeule ; j'oſe l'eſpérer d'un Ecrivain qui en fait de très-heu-
reuſes, toutes les fois qu'il s'en mêle.

Les hypothéſes, dit-il (b), *dont la probabilité ne nous paroît jamais mieux certaine, que lorſque nous ſommes plus éloignés
de la vérité, peuvent ſeules nous guider.*
Suivant cette opinion, contre laquelle ce
n'eſt pas la peine de s'élever, puiſqu'elle a ſa
réfutation avec elle ; ſe guider par des hypothéſes pour expliquer le méchaniſme de
l'Electricité dans nos corps, & ſurtout ſon
efficacité dans la Médecine, c'eſt à-peu-près
vouloir déterminer par des raiſonnemens ſans

(a) Id. ibid.
(b) Id. p. vij.

principes, mais amufans, comment CYRA-
NO DE BERGERAC étant affis fur un fiége
de fer, ayant à chaque main une pierre d'aimant, les jettant en l'air l'une après l'autre,
& les recevant de même fucceffivement, a
pû s'aller camper dans le monde de la
Lune (*a*); c'eft entreprendre de montrer que,
quoique la chofe paroiffe, & foit en effet
phyfiquement impoffible, elle eft pourtant
la plus aifée ; & s'il n'y a abfolument que la
voie des hypothéfes qui puiffe nous faire découvrir de quelle reffource eft cette opération
dans les maladies, nous courons bien rifque
de n'en fçavoir jamais rien ; ou de faire par-
ticiper tous les malades qui fe laifferont électrifer, au fort que l'ingénieux plaifant déja
cité, feint d'avoir éprouvé quand il fe pré-
cipita la veille de *S. Jean* du haut d'une ro-
che (*b*); c'eft-à-dire, de rendre, à la fin,
victimes de l'imagination, autant de perfonnes qu'il fe préfentera d'effais à faire.

Si une pareille idée étoit fortie du cerveau
de quelqu'un que je ne veux pas nommer,
quoi qu'en poffeffion de n'en avoir jamais eû
d'autres, & qu'il y ait pour ainfi dire accou-
tumé tous ceux qui l'entourent lorfqu'il narre,
on ne la lui pafferoit qu'avec peine. M. PARIS
l'a mife au jour, un Docteur en Médecine
l'a enfantée, non-feulement ce n'eft rien,
mais encore, fans en foupçonner l'abfurdité,

(*a*) Œuvres diverfes de &c. tom. 1. p. 35. & fuiv.
(*b*) Id. ibid. p. 22. & fuiv.

A iv

tout le monde bat des mains, & l'approuve.
Qu'eſt-ce que la prévention !

Ne ſont-ce pas en effet des beaux moyens,
pour engager les malades à ſe livrer, les yeux
fermés, aux funeſtes révolutions de la machine électrique, que *les hypothéſes dont
la probabilité ne paroît jamais mieux certaine que lorſqu'on eſt plus éloigné de la vérité?* Qu'on s'en ſerve pour découvrir la
cauſe d'un phénoméne indifférent par lui-
même, comme par exemple celle du mouvement diurne & annuel de la terre, abſolument parlant il n'y a pas grand mal, parce
que quand même celui qui en feroit uſage ſe
tromperoit, nous n'en jouirions pas moins
des fruits qu'elle fournit à notre ſubſiſtance.
Mais qu'on les emploie pour perſuader que
l'Electricité eſt ſalutaire, c'eſt, en ſuppo-
ſant que quelqu'un ſoit aſſez imbécile pour
ne pas prendre garde au faux de ce tour d'eſprit, s'expoſer de gaieté de cœur à être re-
futé hautement par le plus grand nombre.
Aller donc à la preuve de la ſpécificité de
l'Electricité avec les hypothéſes pour guide,
ce n'eſt rien moins qu'une démarche heureuſe; & s'entretenir ſérieuſement de cette
preuve, c'eſt faire la plus mauvaiſe réflexion
du monde. Examinons celle qui ſuit, ſi c'en
eſt une.

La Phyſique, dit l'Auteur (*a*), *étant
d'une reſſource infinie pour reſoudre certai-*

(*a*) P. vij.

nes queſtions médicales , & chacune de ces deux ſciences étant très-ſouvent éclairée l'une par l'autre , il eſt néceſſaire d'y recourir pour trouver une lueur dans les choſes les plus ténébreuſes , & plutôt parvenir par ce moyen à la connoiſſance de la vérité.

Voilà , certes , une réflexion d'autant plus digne qu'on s'en occupe , qu'elle pourroit beaucoup briller ſi elle étoit un peu moins uſée ; ſi elle étoit propre à fortifier les propoſitions que l'Auteur ſe diſpoſe à mettre en thèſes ; & ſi elle étoit expoſée avec toute la clarté qu'elle devroit avoir. *Chacune de ces deux ſciences &c.* ! Je trouve bien une de ces deux ſciences : c'eſt la phyſique ; mais où eſt donc l'autre ? Seroit-ce les *queſtions médicales* , pour la réſolution deſquelles la phyſique eſt *d'une reſſource infinie* ? J'ai parfaitement bien ſçu juſqu'aujourd'hui que les queſtions médicales ſe tiroient de la Médecine , & s'y rapportoient ; mais j'ignorois encore qu'elles fuſſent la ſcience même. Si les queſtions ſont ſcience , les enfans ſont donc bien ſçavans , car ils ne ceſſent d'en faire que quand ils dorment. Je paſſe cependant à l'Auteur de raiſonner avec ſi peu de juſteſſe , parce qu'à la rigueur il n'eſt pas mal-aiſé de deviner ſa penſée ; d'ailleurs cela n'intéreſſe pas aſſez pour s'y arrêter tout de bon : mais voyons à quoi cette réflexion peut aboutir.

En la fixant par le côté qui lui eſt le plus favorable , j'y vois l'Auteur tâcher

de nous faire entendre que la phyſique jette
de la lueur ſur le méchaniſme le plus obſ-
cur des fonctions animales ; & que par
le moyen de ſes expériences , on parvient
plutôt à la connoiſſance de la vérité : c'eſt-
à-dire , du dérangement de ces fonctions.
J'acquieſce à la première propoſition , quoi
qu'elle pût pourtant être conteſtée ; mais
cette ſcience nous éclaire-t-elle en patholo-
gie ? ce ſeroit pourtant là l'eſſentiel ; nous ap-
prend-t-elle la thérapeutique , ou à choiſir , à
combiner des médicamens, à guèrir les maladies ? eſt-elle une voie ſûre , pour nous faire
voir clair comme le jour , que l'Electricité eſt
néceſſaire pour remédier efficacement à preſque tous nos maux , comme l'Auteur s'apprête
à le ſoutenir ?

Je voudrois pourtant bien ſçavoir en paſ-
ſant ſi , avec toute notre médecine éclairée
aujourd'hui par la phyſique , il échappe
plus de malades que dans les premiers tems
du monde , où l'on n'avoit pas la moindre idée de cette ſcience ? Je ſerois également très-curieux d'apprendre ſi , dans
les tems qui ont été entre ceux-là & ceux-
ci : tems où l'on comptoit cultiver la phyſique , tandis qu'on ne cultivoit que le men-
ſonge , il mouroit beaucoup plus de gens
qu'aujourd'hui , & ſi l'on y vivoit moins ?
& ſi , tout compte fait , il ne réſulte autre choſe de l'application avec laquelle les
Médecins , & même les Chirurgiens , étu-

dient la physique, que le frivole avantage
de raisonner, si l'on veut, avec plus d'art
sur les opérations de la nature; qu'importe
pour les malades que l'on soit beau par-
leur, bon physicien, & sur-tout excellent
électriseur en médecine ? Or si tout ce que
je viens de voir se réduit à si peu de chose,
il n'y a jusques-là encore aucune réflexion
de laquelle on puisse conclure que l'électricité est salutaire aux malades, comme
l'Auteur tâchera bientôt de nous le faire
entendre.

Au lieu de réflexions, justes s'entend,
que j'ai en vain cherché jusqu'à présent, &
que je cherche encore, je trouve maintenant des faits. Le premier qui m'arrête est
d'une singularité qu'on n'imagineroit pas :
le hazard seul, dit l'Auteur (*a*), *m'a découvert l'avantage que l'art de guérir peut
retirer de l'électricité dans certains cas.*

D'abord, toute découverte qui n'est dûe
qu'au hazard est bien douteuse ; & avant
de pouvoir se flatter d'en tenir une, il faut
auparavant l'avoir souvent & long-tems,
pour ainsi dire, approchée de la pierre de
touche : car sans parler de beaucoup d'autres découvertes qui se font à la fin reduites
à rien, quoi qu'on ait cru sur le champ
les avoir faites, arrêtons-nous à celle de la spé-
cificité du mercure ; & ne dattant même
que du moment ou *Hery* fut de retour de

(*a*) Id. ibid.

l'hôpital faint Jacques à Rome dans lequel, après la défaite de l'armée de *François* I. devant Pavie, ce Chirurgien alla fe dreffer dans la méthode d'appliquer le mercure aux vérolés (*a*), penfons à la quantité de mixtures & de préparations différentes qu'il a fallu donner à ce métal fluide, avant de le rendre un fpécifique, & de pouvoir compter fur lui comme tel.

L'Auteur eft en vérité fort heureux que le hazard feul décide de fes découvertes; & encore plus que le hazard les conftate. Mais comment peut-il affurer que le hazard lui ait découvert les avantages que l'art de guèrir peut retirer de l'Electricité, tandis qu'il nomme dans fa differtation des Auteurs plus âgés qu'il ne l'eft, qui ont parlé, à ce qu'il prétend, dans leurs écrits de beaucoup antérieurs au fien comme d'un reméde précieux, l'un, pour le rhumatifme; l'autre, pour la goute ; celui-ci, pour la danfe de St. Guy; celui-là, pour la paralyfie, &c. Il n'a donc pas plus trouvé lui-même l'avantage de l'électricité dans les maladies, que le hazard lui en a fait faire la découverte.

L'etude, dit-il (*b*), *& les expériences*

(*a*) *Théodoricus de Hery..... Francifci primi Regis in Italiam fequutus, poft Papienfem cladem Romam ad ufquè fe contulit, ubi in Xenodochio Sancti Jacobi Majoris tractandis de Lue contactis operam dedit affiduam*, &c.

Index funer. Chirurg. Paris. p. 549.

(*b*) Pref. p. vij.

les plus répétées, ont confirmé mon juge-
ment. Ha ! c'eſt autre choſe ; je commence maintenant à voir clair dans ſa prétendue découverte. L'Auteur ayant donc
penſé que l'Electricité , dont quelques autres avoient déja parlé avec éloge relati-
vement à la médecine , pourroit être utile
aux malades , s'en eſt convaincu par ſes
expériences ! Il n'avoit donc pas fait la découverte avant d'éprouver ſi elle étoit réelle ,
& le hazard ſeul ne la lui a pas procurée !
Si le premier qui trouva l'opium , comptant d'avoir fait une invention propre à
rendre le ſommeil , l'avoit adminiſtré har-
diment ſans connoître auparavant les effets
qu'il produit , & à quelle doſe il agit,
combien d'hommes n'eut-il pas guéri éter-
nellement de l'inſomnie ! mais revenons
à l'étude & aux expériences de l'Auteur.

Dans quel livre a-t-il donc étudié l'E-
lectricité : car il ne paroît guère avoir de
principes ſur cette matière ? Ce n'eſt pas
ſûrement dans l'immortel *Traité de Phyſique* de M. *Muſchenbroeck* , où l'on ne
trouve abſolument rien qui reſſemble à ce
que M. PARIS avance. Ce n'eſt pas non
plus dans *l'Eſſai ſur l'Electricité* , dans
les *Recherches ſur les Cauſes particulières
des phénoménes électriques* , dans le tome
VI. des *Leçons de Phyſique expérimentale* , &c. de feu M. l'Abbé *Nollet* , qui
ne donne par-tout que comme conjec-

tures ce que notre Auteur établit comme certitude; feroit-ce donc dans les *Mille & une Nuit* ? Mais à propos, Madame de *Gomez* ne dit pas le mot de tout cela dans cet ouvrage.

A quoi fe réduifent encore fes expériences les plus répétées? Pour le trouver, j'ouvre la *Differtation*; je les compte..... c'eft à deux; l'une, à laquelle la feule curiofité donna lieu, diminúa beaucoup, à ce qu'il prétend, des hémorrhoïdes dont il étoit lui-même attaqué, & les fit fluer (*a*); l'autre, qui fut faite par un coup de fantaifie, rétablit dans une fille le flux menftruel que les remedes ordinaires en pareil cas, n'avoient fait revenir qu'imparfaitement (*b*). Voilà les expériences répétées, d'après lefquelles l'Auteur a jugé de l'avantage que l'art de guèrir peut retirer de l'Electricité; voilà le nombre des fuccès qu'il compte; & fur la foi defquels il voudroit que nous euffions toute la bonne opinion qu'il a des effets électriques. Il me refte encore quelque chofe à difcuter dans la *Préface*; & puis je la laiffe.

Pour engager plus fûrement les lecteurs à adopter la prétendue découverte qui lui rit, il l'accompagne d'un fait inferé dans la gazette de France (*c*); d'un fait, par

(*a* Differt. Phyfico.med. p. 24 & fuiv.
(*b*) Id. p. 36. & fuiv.
(*c*) Du Lundi, 14. Mars 1766. n°. 22. p. 90.

conféquent, qui n'a d'autre garant de fa
certitude, que la bonne foi des correfpon-
dans qui fourniffent des pays lointains des
nouvelles à l'Auteur de cette feuille.

Une pauvre femme, répéte-t-il dans fa
préface (a), *qui depuis fix femaines avoit
perdu l'ufage de la parole, & étoit atta-
quée de violentes convulfions, fut électrifée
ici* (à Londres le 7. Mars 1766.) *le 1.
de ce mois, en préfence de beaucoup de
monde. Elle n'eut pas plutôt reçu trois ou
quatre commotions électriques à la bouche,
qu'elle recouvra l'ufage de la parole ; & les
mouvemens convulfifs n'ont plus reparu.*

Quoique je fois fondé à ne pas croire
qu'on ait eu la témérité dans une ville
auffi éclairée que Londres, d'appliquer à
l'électricité la malade dont il eft fait mention dans cette obfervation ; quoiqu'il me
fût aifé de faire voir, combien cette femme
a été heureufe, s'il eft vrai qu'elle ait été
électrifée, de ne pas périr dans une épreuve,
dont les effets font notoirement plus dangereux que ceux de la maladie pour laquelle
on l'y a foumife, je me contenterai néanmoins de dire qu'un fait, fur-tout lorfqu'il
porte l'empreinte du merveilleux, n'eft
propre à s'en appuyer, qu'autant que la
vérité en eft atteftée en bonne forme.

Or un fait qui eft dans une gazette ; un

(a) p. viij.

fait qu'un gazettier tient d'une main éloignée, dont l'objet ni les témoins ne font
pas nommés, & qu'aucune perfonne en
place ne certifie ; un fait, en un mot, qui
n'eft peut-être dans fa fource qu'un pur ouï-
dire, qui n'a abfolument rien en lui de ce
qui eft indifpenfable pour pouvoir faire autorité, eft-il digne d'être pris, donné,
& reçu avec confiance ?

L'Auteur pourtant s'en accommode, &
s'en pare avec un air de triomphe. Igno-
reroit-il que les gazettiers font fouvent ré-
duits à défavouer dans leur feuille ce qu'ils
ont avancé dans la précédente, quoi qu'il
s'agiffe prefque toujours d'un événement
comme arrivé fur les lieux mêmes qu'ils
habitent ? Et fi on peut les furprendre ainfi,
à plus forte raifon peuvent-ils l'être en
tout ou en partie fur les circonftances d'une
cure prétendue faite loin de leur réfidence !
Mais c'en eft affez ; venons maintenant à
l'examen de l'ouvrage même.

EXAMEN

De la Differtation.

L'AUTEUR y débute, comme s'il
craignoit que le Public fçût trop peu
ce qu'il y a à rifquer en fe jettant entre les
mains de certains Medecins ; & pour le
lui

lui bien inculquer, il dit (a), après avoir
parlé des difpofitions qu'on doit apporter
dans l'étude & la pratique de la Médecine,...... *le préjugé, l'idée du merveilleux & de la nouveauté, ne dirigent que
trop fouvent nos démarches ; & à la faveur d'un vain nom d'expérience, nous
portons quelquefois le plus funefte poifon
dans une coupe dont les bords font cou-
verts de miel.*

S'il n'y avoit pas à craindre de fâcher
l'Auteur, qui eft fi digne d'être ménagé
par fa feule fincérité, je dirois volontiers,
ou qu'il ne fent pas la force de ce qu'il
avance, ou qu'il fe foucie fort peu qu'on
ait bonne ou mauvaife opinion de la manière dont il a été élevé dans la Médecine. Ce n'eft pas qu'au fond il n'ait raifon : car il n'y a aucune de ces profef-
fions qui ont pour objet la confervation
de l'homme, fans en excepter même la
Chirurgie, dont on fait tant fonner fa fûreté des principes & les fuccès des opérations, fur laquelle on ne puiffe tenir pa-
reils propos fans injuftice ; mais cela eft
meilleur à penfer, qu'à dire.

Faire tous fes efforts pour s'inftruire dans
l'état qu'on a embraffé, voilà le devoir du
Citoyen. Cette tâche remplie du mieux
qu'on l'a pû, & n'étant pas poffible d'être

(a) Differt. phyfico-med. p. 2.

B

fans préjugé (*a*), ni penchant pour le
merveilleux, le public fe conduit toujours
fenfément, quand il fe livre avec confiance

(*a*) Les prejugés, contre lefquels l'Auteur fe fou-
leve de toutes fes forces, font à l'efprit humain ;
ils font une fuite nécceffaire de l'inftabilité comme in-
née des idées de l'homme. Ainfi M. Paris a tort
de trouver mauvais qu'on en ait dans la Medecine,
& encore plus de vouloir les détruire par fon feul
ouvrage. La prétention eft l'effet tout pur d'un préjugé, fi ce n'en eft un elle-même.
M. *Thomas*, parlant de l'entreprife que fit *Def-*
cartes de recompofer, pour ainfi dire fa raifon, afin qu'elle
fût à lui, dit, au fujet des préjugés dont ce Philofophe tentoit de s'affranchir (Eloge de René Defcartes, par M. Thomas. difc. qui a remp. le prix
de l'Acad. Fr. en 1765. p. 47. en note, édit. de
1767.), *il éprouva d'abord les plus grandes difficul-*
tés; & rapportant enfuite les propres expreffions de
l'Auteur qu'il célébre, il affure qu'il a avancé, ,, je
,, m'apperçus qu'il n'eft pas plus aifé à un homme de fe
,, defaire de fes préjugés, que de brûler fa maifon ,, .
M. *Thierry de Maugras* fils, Lieut. Gén. de Police
à Fontainebleau (Mercure de France, Avril 2ᵉ. vol.
1767. p. 5. & fuiv.), dit encore à ce fujet, *pour*
entreprendre de détruire les préjugés, il faut être ou un
grand homme, ou un grand fou.... ils fervent à faire
connoître l'efprit d'une nation, & à l'entretenir......
tant qu'il y aura des hommes, il y aura des préjugés
bons & mauvais.
Or, fi *Defcartes*, M. *Thomas*, & après ces hommes
célébres, M. *Thierry de Maugras*, trouvent la chofe fi
difficile, pour ne pas dire impoffible, je ne conçois
pas trop comment M. Paris peut fe perfuader qu'elle
foit fi aifée. Il eft du bon fens de ne pas effayer de
détruire ce qui eft préétabli, & fur-tout en fait de
préjugés, loin de s'efforcer à les ôter de la nature,
puifqu'ils font un des chaînons de la grande chaîne,
il faut au contraire s'appliquer à leur donner une
direction avantageufe.

à ceux en qui il reconnoît un cœur bon, un esprit orné, & des mains exercées. D'ailleurs, l'Auteur lui-même, qui tâche d'inspirer tant de défiance contre les démarches des Medecins dirigés par le préjugé, par l'idée du merveilleux & de la nouveauté, peut-il se repondre de n'en être pas un peu épris (a), lui qui propose l'Electricité comme une opération si salutaire aux malades, & qui en est, pour ainsi dire, enthousiaste dans tout son ouvrage?

Après avoir assuré le public, dans la phrase du monde la plus élégamment ambigue, que loin de proposer l'Electricité

(a) Il y a lieu de croire qu'il ne se l'est pas dissimulé, ou que quelqu'un de ses amis l'en a fait appercevoir; il n'est pas même douteux qu'ayant composé sa Dissertation à Paris, il ne l'y eût mise au jour préférablement à tout autre endroit, s'il n'eût pas compris qu'il étoit un peu trop en pays de connoissance: car pourquoi un Auteur qui est dans le centre du bon goût, des hautes sciences, & de la belle Imprimerie, qui y fait un ouvrage destiné pour la presse, viendroit-il le faire imprimer dans sa Province! j'avoue que je me perds dans cette réflexion quand je m'y abandonne; & qu'à moins qu'il n'ait été déterminé à faire éclore sa Dissertation dans ces pays, sur la vaine espérance d'y moins trouver des lecteurs instruits, & des juges compétens, je ne vois pas quelle autre raison il peut avoir eue. Quoi qu'il en soit, & quel qu'ait été son motif, en convenant qu'il a très-bien fait de dérober son ouvrage aux yeux de la foule de connoisseurs qui sont dans la Capitale; j'avance qu'il eût été encore mieux de sa part de se conduire ainsi vis-à-vis de ses compatriotes; parce que...... que sçait-on...... je n'en dis pas davantage.

comme *un remede universel & infaillible*
(*a*), son dessein n'est autre que de communiquer ses réflexions sur cette épreuve,
& de mettre au jour quelques observations qui semblent les appuyer, l'Auteur
dit (*b*), *je crois que les Médecins Phy-*
siciens ne sçauroient trop travailler à per-
fectionner un remede déja trop négligé, &
dont les effets ne peuvent être indifférens,
puisque l'existence du fluide électrique dans
nos corps est prouvée.

L'Auteur s'oublie ici, c'est une chose
sûre. Comment ! il ne veut pas proposer
l'Electricité comme un reméde universel &
infaillible , & il est en même tems persuadé
qu'on l'a trop négligée , & que ses effets
ne peuvent être indifférens ! La contradiction est trop forte pour ne pas la réle-
ver ; & pour peu qu'il cesse d'être préoc-
cupé , il s'appercevra qu'il n'est pas d'accord avec lui-même.

Ensuite , où est-ce que l'Auteur a trouvé
que ce prétendu remede a été trop négligé ?
Si, avant de traiter cette matière , il s'étoit
donné la peine de fouiller dans les jour-
naux , il sçauroit que M. l'Abbé *Nollet* ,
dans un mémoire lû le 20. Avril 1746.
sur ce sujet à la séance publique de l'Académie Royale des Sciences , parle des di-
verses épreuves qu'il a faites sans succès de

(*a*) Dissert. physico-med. p. 3.
(*b*) Id ibid.

l'Electricité fur des paralytiques avec M. *Morand* (*a*) ; il n'ignoreroit pas qu'avant de continuer fur ces malades , ou fur d'autres de cette efpèce, ces mêmes épreuves , tant foit peu plus fortement , pour qu'elles ne fuffent pas infructueufes comme les premières , M. l'Abbé *Nollet* crut devoir y foumettre un moineau , qui fut tué tout roide dès le début , & dans la poitrine duquel M. *Morand* , à qui il fut incontinent porté , trouva la plûpart des gros vaiffeaux rompus , & beaucoup de fang épanché (*b*); il auroit apris que M. *Mufchenbroeck,* célébre Profeffeur de phyfique à Leyde , fuivant fa lettre écrite en Janvier 1746. à M. *de Reaumur* (*c*) , que M. l'Abbé *Nollet* à Paris (*d*) , que M. l'Abbé *Poncelet* dans la même ville (*e*) , & que M. *Lecat* à Rouen (*f*) , ont été terraffés & incommodés pendant plufieurs jours de la commotion électrique ; il feroit enfin inftruit que M. l'Abbé *Nollet* , regardant l'électrifation comme prefque auffi terrible que la foudre , & fe propofant d'appliquer aux

(*a*) Mém. de Trevoux, Juin 1746. art. LXIX. p. 1327. & fuiv.
(*b*) Id. p. 1330.
(*c*) Id. p. 1325.
(*d*) Id. p. 1327.
(*e*) La nat. dans la format. du tonnerre part. 1. p. 76.
(*f*) Suite de la féance publ. de l'Acad. de Rouen, Merc. de Fr. Oct. 1746.

fubftances organifées les expériences de
M. *Boze*, célèbre Profeffeur de Phyfique
à Wirtenberg, *ne voulut point commencer
par le corps humain, de peur qu'il n'en
arrivât quelque effet funefte* (a).

*Les effets de l'Electricité ne peuvent pas
être indifférens !* je le crois bien. Ils peuvent fi peu l'être, que fuivant les cas facheux que je viens de rapporter, & qui
font arrivés aux perfonnes mêmes les plus
expertes dans cette partie de la phyfique,
ils font certainement très à craindre ; &
que je ne voudrois pas m'y expofer,
comme dit M. *Mufchenbroeck* à M. *de
Reaumur* dans la lettre citée, *quand on
m'offriroit le Royaume de France.*

*L'exiftence du fluide électrique dans nos
corps eft prouvée,* c'eft-à-dire, demontrée !
l'affertion eft réellement hardie ; mais cela
ne fuffit pas ; il faudroit encore qu'elle fût
jufte. Pour la rendre de cette qualité, l'Auteur devoit d'abord la tirer d'une propofition vraie ; il convenoit de plus, qu'il
détaillât les preuves du fait avancé qui font
venues à fa connoiffance, ou qu'il indiquât
au moins l'ouvrage dans lequel fa bonne
foi a cru les voir : car la chofe eft très-
problématique ; & avec quelque plaufibilité que le pour & le contre ait été foutenu à ce fujet, il n'y a encore pour l'af-

(a) Mem. de Trevoux, Fevrier 1748. p. 252. & fuiv.

firmative que des conjectures, fortes, à la verité, parce qu'elles font fondées fur l'analogie; mais quoi que de cette efpèce, les conjectures n'ont jamais été des preuves. Au refte, avec le penchant où je vois l'Auteur à mettre l'Electricité dans la claffe des fpécifiques médicinaux, à la regarder même comme le coryphée des remedes, je ferois peu furpris fi je le rencontrois quelque jour par les rues, allant chez fes malades chargé de la machine électrique, à peu-près comme on l'eft de la hotte.

Mais développons cet article, dit-il gravement (*a*), c'eft-à-dire établiffons les preuves de l'exiftence du fluide électrique dans nos corps , *après quoi nous parlerons de l'ufage qu'on pourroit faire de l'Electri-cité dans la Médecine.*

Qui ne diroit pas, à entendre parler l'Auteur fur ce ton, qu'il fe difpofe à mettre fous les yeux de fes Lecteurs un morceau auffi intéreffant que décifif, ou qu'il va faire jouer en public fa machine électrique, pour montrer par les faits les moins équivoques, qu'il y a réellement dans nos corps un fluide électrique ? Je dois avouer que, quoique je ne m'attendiffe pas à une conviction parfaite, je comptois du moins fur quelque effort. Mais quelle n'a pas été ma furprife ! Le développement dont il nous

(*a*) Differt. Phyfico-med. p. 3.

B iv

flatte, ne fe trouve à la fin qu'une chaîne d'hiftoires, meilleures à remplir auprès du feu les après-foupé de l'hyver, qu'à éclairer des hommes qui s'appliquent à l'étude de la nature (*a*).

(*a*) Me trouvant, il y a quelques mois, chez un Libraire de Nîmes, j'y fus témoin d'une converfation affez cavaliere que deux perfonnes éclairées en Phyfique & en Médecine avoient enfemble au fujet de plufieurs nouveaux ouvrages. On juge bien que dans un pareil dialogue le mien, fur la *manière d'ouvrir & de traiter les abfcès*, qui parut anonimement il y a environ deux ans, ne fut point menagé ! Ces perfonnes, en effet, en dirent pis que pendre; le langage, la théorie, la pratique, tout ce qui eft, en un mot, de cet ouvrage, effuya de leur part une critique fi amère, qu'à m'en nommer l'auteur, qu'à me faire connoître, mon plus court étoit de les appeller à fe venir couper la gorge.

Il étoit déja tems qu'on me laiffât ; auffi finit-on fur mon compte. Mais après s'être expliqué non moins judicieufement que librement fur ce que valent quelques autres, les interlocuteurs s'emparerent de celui de M. *Pomme* le Fils, & en parlerent avec tant d'éloge, que tout homme qui fe plaît à ces occafions où l'on rend juftice au mérite, en eût été enchanté. Je le fus, je l'avoue ; fur-tout quand j'entendis la boutique du Libraire retentir d'une double voix qui, pour ainfi dire, crioit :

Son livre aimé du Ciel, & chéri des Lecteurs,
Eft toujours chez Duplain (*) entouré d'Acheteurs.

Le tour de la Differtation de M. PÁRIS vint enfin. L'un de ces Meffieurs demanda alors à l'autre ce qu'il en penfoit. Celui-ci, qui connoît apparemment tout ce que peut, & ce que ne peut pas l'Electricité

(*) Célébre Imprimeur & Libraire de Lyon.

L'Auteur commence ce développement par la définition du mot, comme fi ce prélude étoit fort néceffaire pour prouver que le fluide électrique exifte dans nous ; comme fi la feule idée de l'effet que ce mot exprime fuffifoit pour donner de la folidité à ce qu'il avance. La méthode la plus propre à établir l'exiftence d'une chofe, eft de la déduire d'abord des faits les plus phyfiques, & de faire voir enfuite qu'elle doit néceffairement être. Mais cette méthode paroiffant trop pénible à l'Auteur, on va voir qu'il en a fuivi une qui l'eft beaucoup moins : c'eft celle de ne rien développer, & par conféquent de ne rien prouver. Eft-ce ainfi, gens de lettres, qu'on traite avec le Public ? & fi ce Public eft en effet fi accommodant, pourquoi voit-on la crainte d'en mal remplir les attentes, émouffer dans le cœur de beaucoup de Sçavans cet aiguillon qui, fans cela, les exciteroit puiffamment à écrire (a) ?

dans la médecine, en fit un rapport analytique auffi détaillé, qu'inftructif, & termina fa difcuffion par ces paroles qu'il me fouvient d'avoir vû à la tête d'une lettre de M. *Rouffeau* de Genève fur la mufique françoife :

Sunt verba..... prætereàque nihil.

(a) Je ne donnerai point ici la lifte des perfonnes éclairées qui, par ce fentiment de délicateffe, nous ont privé & nous privent du fruit de leur fagacité, de leurs travaux, & de leurs progrès dans tous les genres de fciences. Les énumérations, fur-tout lorfqu'elles font auffi longues que celle que je pourrois faire, font par elles-mêmes trop faftidieufes pour vou-

Cependant l'Auteur continuant avec ce ton d'assurance, dont on n'est presque pas le maître, quand on croit avoir de son côté l'opinion des juges le plus compétens, dit, (*a*) que *tous les Physiciens conviennent aujourd'hui que le fluide électrique a été repandu partout, pour être le général agent & le principe de tous les mouvemens ; de sorte que les phénoménes que l'Electricité nous*

loir en occuper le Lecteur ; mais je puis bien, sans tomber dans cet inconvénient, faire mention au moins d'un de ces Sçavans, dont c'est déja avoir fait l'éloge quand on les a nommés : c'est M. *Bret* que j'ai en vûe ; c'est ce Compatriote, ce Concitoyen, ce Confrere de M. PARIS, aussi estimable par la beauté de son ame, que par la supériorité de son génie : c'est cet homme qui ajoute au mérite peu commun d'avoir tout embrassé avec succès, le mérite encore plus rare de croire fermement qu'il n'a réussi à rien : c'est cet homme enfin qui auroit pû produire au grand jour des choses aussi intéressantes que nouvelles, avec plus de confiance que beaucoup d'autres, si l'intime persuasion où il est de ne sçavoir que ce que personne n'ignore, ne l'avoit toujours arrêté.

Je suis trop sûr des efforts qu'il auroit fait pour m'empêcher de le citer, s'il avoit pû prévoir que la foible opinion qu'il a réellement de ses talens dût servir à résoudre le problême, pour n'en pas faire moi-même, afin qu'il soit aussi connu, s'il m'est possible, dans toute l'Europe, que dans Arles sa patrie ; d'ailleurs, c'est précisement par ces efforts qu'il m'eût encore mieux convaincu que de tous les hommes qui sont en état d'être utiles à la société par leurs réflexions & leur plume, il est un de ceux qui l'eussent le plus été par la modestie avec laquelle il répand toujours ses vastes lumières, sur quelque objet que ce puisse être.

(*a*) Dissert. physico med. p. 4.

*dévoile par ses expériences, ne sont seule-
ment que des modifications du fluide œthéré,
qu'on appelle improprement fluide électrique,
puisque cette dénomination ne tire son origine que d'une de ses propriétés.*

*Tous les Physiciens conviennent aujour-
d'hui !* Si l'Auteur avoit bien pris garde à ce
qu'il alloit dire, il n'auroit sûrement pas été
si loin. On compte, à la vérité, quelques
Physiciens qui sont de l'avis que le fluide électrique a été repandu partout ; entre autres,
M. l'Abbé *Nollet*, qui s'est expliqué en
ces termes (*a*) : *la matière électrique réside
dans tous les corps, & dans l'air même qui
les entoure.* Beaucoup d'autres le nient formellement ; & parmi ceux - ci, il y a
M. *Boze*, chef de secte en matière de physique, qui parle ainsi (*b*) : *Le fluide électrique est repandu dans l'air qui en est le véhicu-
le ; & entoure généralement tous les corps.*
Tous les Physiciens n'en conviennent donc
pas ?

Comment, en effet, est-il possible que
tous soient d'accord sur une chose si problématique, si susceptible de différence dans les
conséquences, par rapport aux différens principes d'où elle peut être déduite ? Supposons
cependant que tous les Physiciens soient una-
nimes là-dessus, ce n'est pas apparemment
sans quelque solide fondement, & sans des

(*a*) Leçons de phys. exper. tom. VI. p. 267.
(*b*) Mém. de Trevoux, Février 1748. p. 252.

preuves phyſiques qu'ils en ont rapportées !
Il falloit donc mettre au jour ces preuves,
comme ces Phyſiciens doivent l'avoir fait :
car, n'avancer abſolument que cela, ce ne
ſera jamais prouver, comme l'Auteur nous le
fait eſpérer, que nous ayons en nous le
moindre fluide électrique.

Ce tems n'eſt plus, où la célébrité des
Maîtres étoit toute dans l'aveugle crédulité
des diſciples, & où une telle célébrité faiſoit
loi (*a*). Il eſt déja bien loin de nous ce tems,
où les *Ariſtote*, les *Timée de Locres*, les
Hypocrate, les *Galien*, &c. menoient, pour
ainſi dire, les génies par la liſière. L'apparition de *Deſcartes* dans l'empire des lettres, y
a été l'époque de cette grande révolution,
de cette heureuſe criſe d'où la liberté devoit
naître. Depuis lors, en effet, l'homme a
ſenti le droit qu'il avoit de penſer ; mais
pour en jouir pleinement, ce n'étoit pas aſſez
de ſecouer le joug de l'autorité en matière de
ſciences humaines ; il lui falloit encore avoir
le courage de mettre en jeu les organes mê-

(*a*) Quoique en général , cela ſoit très-vrai depuis
Deſcartes , nous avons vû néanmoins de nos jours, que
la juſte prévention où l'on étoit pour les connoiſſances
de feu M. *Maréchal* , pre. Chirurg. du Roi, faiſoit , pour
ainſi , dire autant d'eſclaves des opinions de cet habile
Maître, qu'il avoit d'Eleves. *Le reſpect que le public
avoit pour ſon prognoſtic* , dit l'Auteur de ſon Eloge aca-
démique , (Mém. de l'Acad. R. de Chirurg. tom. II.
p. 40), *les Chirurgiens l'avoient pour ſes déciſions ; ils
repondoient comme les Diſciples de Pithagore : le Maître
l'a dit.*

mes de fon entendement : c'eft ce qu'il a fait
avec un fuccès dont les fiécles antérieurs , fi
ce n'eft les fiécles très reculés, n'avoient peut-
être fourni aucun exemple. Auffi voit-il tout
maintenant par lui-même ; il obferve , il com-
pare, il combine ; & n'écoutant plus en ce genre
d'autre voix que celle de la raifon , il n'ad-
met comme un fait que ce qui eft de toute
évidence. Hé ! puis, que fignifie ce raifonnement renfermé depuis le mot *de forte que*,
jufqu'à la fin de la période ? Eft ce une conféquence que l'Auteur a voulu tirer de ce qu'il
a dit immédiatement plus haut ? S'il a eu ce
deffein, tout ce que je puis faire pour lui ,
c'eft de convenir qu'il attrape à merveille les
paralogifmes ; & qu'il a en ce genre-là des
talens indifputables.

J'ai beau , en effet, y chercher ce fil qui
conduit d'une idée à l'autre, je perds mes
peines. Cependant dans la foule de penfées
denuées de toute clarté , on en apperçoit
une qui eft un peu moins obfcure : c'eft
celle par laquelle il veut exprimer combien
improprement le fluide æthéré eft appellé
fluide électrique. De quel maître l'Auteur
a-t-il donc reçu fes principes ? Sous quel
Phyficien a-t-il fait fon cours ? Je ferois
bien tenté de croire que toutes fes propofitions font de fon propre crû ; ou qu'il ne
s'eft orné l'efprit qu'auprès d'un de ces adroits
Novateurs qui mettent tout leur art à tromper
les crédules : car n'eût-il lû que les différens

ouvrages élémentaires de M. l'Abbé *Nollet* fur ce fujet (*a*) ; ne fe fût-il formé que fur les expériences de ce célebre Profeffeur , il auroit appris que *la matière électrique eft ce même élément que l'on connoît fous le nom de feu élémentaire , à qui l'on attribue la double propriété d'éclairer & d'enflammer* (*b*) ; que *la matière électrique eft la même que celle du feu & de la lumière* (*c*) ; &c. Il y a donc identité entre le fluide æthéré & le fluide électrique ! donc le fluide æthéré, qui eft effentiellement l'æther même, généralement repandu partout, n'eft pas improprement appellé fluide électrique !

Cette dénomination ne tire fon origine que d'une de fes propriétés ! Non , affurement. De combien d'autres voudroit donc l'Auteur que le fluide électrique la tirât pour être exactement jufte? L'étymologie la plus fûre , eft celle qui eft unique ; & de toutes les dénominations , il n'en eft point de plus propre , de plus expreffive , que celle que la propriété donne. Si le fluide æthéré étoit laiffé fans action , il ne feroit rien autre ; mais étant agité par l'Electricité , ce fluide eft alors fluide électrique : tout comme l'air de

(*a*) Recherches fur les caufes particulières des phénomènes électriques ; Lettres fur l'Electricité ; Effai fur l'Electricité des corps ; Mémoires dans les volumes de l'Académie Royale des Sciences , depuis 1745 , jufqu'en 1764 ; Leçons de phyfique expérimentale , tom. VI.
(*b*) Id. ibid. p. 247. 252. 260.
(*c*) Id. ibid. p. 248.

l'athmofphère, qui n'eſt que l'air en lui-même, eſt appellé vent glacial, quand, mis en
mouvement du côté de ce pôle froid que
nous nommons feptentrion, il vient nous
gêler ; ou vent chaud quand, mû du côté de
cet autre pôle fur lequel le foleil eſt plus long-
tems, il pouſſe vers nous ces ruiſſeaux de
feu dont cet aſtre y eſt la fource. Mais pour-
fuivons, & tâchons de trouver les preuves
promiſes.

*Le fluide électrique, continue l'Auteur (a),
étant une matière très-fubtile, repandue dans
toute notre atmofphère, pénétre plus ou
moins tous les corps, felon qu'ils font plus ou
moins difpofés ; fi la matière électrique eſt
développée par hazard, ou par un effet de
l'art, ce développement nous offre pour lors
les plus admirables prodiges, & les phénomenes de tous les genres ; on voit fortir du
feu, des bleuettes, on entend du bruit, tous
les corpufcules font agités ; elle fe manifeſte
par des mouvemens alternatifs, auxquels on
a donné les noms d'attraction & de répulſion.
Le corps humain fouffre les commotions les
plus fortes ; & les effets en font fi terribles,
qu'elle pourroit donner la mort aux animaux, & aux hommes mêmes. Elle produit
des chofes fi merveilleufes, qu'à fa faveur
on tire du feu du milieu de la neige & de
la glace, & que l'eau froide peut allumer les
liqueurs ardentes.*

(a) Diſſert. phyſico-med. p. 5.

Je voudrois bien ſçavoir d'abord ce que
tout cet appareil de choſes ſurprenantes conclut
pour ce développement d'article , ou éta-
bliſſement des preuves de l'exiſtence du fluide
électrique dans nos corps , qui nous eſt déja
promis. On ne diſpute pas que ce fluide ne les
pénétre plus ou moins ; on ſçait , ou pour
mieux m'expliquer , on penſe que cela peut
être ; on eſt même d'accord que de quelque
manière que le fluide électrique ſoit développé,
il nous offre des phénomenes admirables ;
mais encore une fois , eſt-ce de cela qu'il
eſt queſtion ? Et où ſont ces preuves que je
cherche d'une page à l'autre ? L'Auteur penſe
apparemment qu'en expoſant ſimplement des
réſultats , conſtatés à la vérité , & ſans expliquer encore leur méchaniſme , ce ſoit aſſez
faire ! Il ſe trompe ; ce n'eſt pas ainſi que
les engagemens qu'on prend avec le Public
ſe rempliſſent.

On voit ſortir du feu , des bluettes (a) ;

(a) Je connois un Valetudinaire , qui , voyant ſa
peau étinceler dans les épreuves de l'Electricité que
M. Paris lui faiſoit ſubir à Arles , a cru , non qu'il
eût du fluide électrique dans le corps , mais que tout ſon
corps étoit une matière combuſtible : c'eſt M. *Guirini*
de Velleron en Comtat Venaiſſin. Cette idée , lorſque
ledit ſieur en fut bien entiché , l'alarma ſi fort , que
depuis il a conſtamment refuſé de s'approcher du feu ,
même dans la plus grande rigueur de l'hyver d'où nous
ſortons ; & d'avoir de la lumière , ſoit qu'il ſoupe , ſoit
qu'il ſe couche.

M. Paris n'étoit pas ſeulement ſon Electriſeur ; il

on entend du bruit ! Au premier coup d'œil, ceci paroît prouver fuffifamment que le fluide électrique exifte dans nos corps ; il ne le prouve pourtant pas affez. Et fi l'on démontroit à l'Auteur qu'une des colonnes du fluide électrique qui eft dans l'air , étant comprimée par les approches d'un doigt, entre ce même doigt, & un point de la furface du corps de la perfonne électrifée , peut bien faire explofion par les côtés où elle n'eft pas comprimée, & où par conféquent rien ne lui refifte ; & que de cette explofion peut en naître un éclat bruyant, que diroit-il de fa prétendue preuve ? Ne conviendroit-il pas qu'elle eft des plus caduques ?

étoit encore fon Médecin. En cette dernière qualité, & le Valetudinaire fe plaignant d'indifpofitions toujours nouvelles, entre autres, d'une obftruction au foie, où, felon le fentiment de l'Auteur, comme on le verra plus bas, l'Electricité eft fpécifique , il vit , furtout dans le caractère de cette dernière maladie, des raifons toujours plus fortes pour l'engager à continuer de fe faire électrifer.

À des grands maux , il faut , dit-on, des grands remedes. Conformément à cette maxime, M. Paris l'électrifa un jour fi fort, qu'il faillit à le coucher roide mort par terre. Le fieur *Guillini* revenu de fa fyncope, & rétabli des palpitations de cœur que cette opération lui avoit caufées, refolut enfin de ne plus s'y foumettre. Sentant cependant qu'il ne pourroit pas long-tems dire de non, fi M. Paris venoit de nouveau effayer de le perfuader ; n'ayant pas d'ailleurs le courage de ne plus vouloir de fes vifites, un beau matin, fans dire adieu à perfonne, il décampa, pour ne plus voir, ni fon Médecin, ni fa machine, & s'eft retiré à Nîmes, où il a appris qu'on n'y électrifoit pas les malades.

C

Je n'affure cependant pas que tout cela fe paffe ainfi ; n'étant pas, à beaucoup près, auffi tranchant que l'eft l'Auteur, je me garderai toujours bien de donner des vraifemblances pour des chofes pofitives ; mais tout ce dont je puis lui être garant, c'eft que tant que nous ignorerons les caufes premières, nous devons compter que nous nous tromperons toujours fur le méchanifme des faits ; que nous nous fairons illufion fur la nature d'un autre fait d'où on fuppofe que ceux-ci dérivent ; que nous flotterons toujours de fyftême en fyftême.

Tous les corpufcules font agités ! Quels corpufcules ? Les atômes ? Je le crois bien. Dès que le fluide électrique en explofion eft affez fort étincelé, pour faire des bluettes & du bruit, il doit l'être, à plus forte raifon, pour mettre en mouvement des corpufcules ; & comme un grain de poudre allumé écarte toute la pouffière qui eft autour de lui, l'explofion du fluide électrique en compreffion, doit également par les mêmes loix, faire place nette dans le point de l'atmofphère où il fe déploie.

Elle fe manifefte par des mouvemens alternatifs auxquels on a donné le nom d'attraction & de répulfion (a) ! Il n'y a encore

____

(a) Selon fa louable coutume, l'Auteur manque encore ici fon coup ; c'eft-à-dire, qu'il ne prouve pas, comme il l'a promis, que la matière électrique faffe partie de la conftitution humaine. Mais ce n'eft pas à

rien là qui prouve invinciblement que le

quoi je m'arrête dans cette note ; ce dont je m'y occupe essentiellement, c'est que parlant d'un des plus
curieux phénomenes de l'Électricité, il n'en explique
pas au moins le méchanisme.

Nous voilà, en effet, fort avancés, maintenant
que M. PARIS nous a assurés que *la matière électrique,
développée par hazard, ou par un effet de l'art, se manifeste par des mouvemens alternatifs, auxquels on a donné
le nom d'attraction & de répulsion* ! Auroit-il pensé que
ses lecteurs fussent aussi riches en connoissances qu'il
l'est ? Mais s'il l'a crû, pourquoi se donner la peine
de composer ? Quand on n'a à enseigner que ce qui est
déja sçu de tout le monde, je ne vois pas la nécessité de
faire des Livres. S'il ne l'a pas crû, il devoit donc d'a-
bord expliquer le méchanisme de ces deux différens
mouvemens, & de cette explication en tirer la preuve
que la matière électrique se manifeste.

Ne serois-je pas, par exemple, bien au fait de la
manière d'agir, & des propriétés de la lumière, si
quelque Disciple de *Newton*, un *Voltaire* si l'on veut,
à qui je demanderois ce que c'est que tout cela, venoit
me dire, *la présence du Soleil sur notre hemisphère se
manifeste par la lumière*. Que cette réponse seroit ins-
tructive ! Ce que nous dit ici l'Auteur de la matière
électrique, touchant l'attraction & la répulsion, ne l'est
pas plus ; & j'avoue que quand j'en ai été à cet endroit
de son ouvrage, je m'attendois à une explication de
ce double phénomène ; que j'en étois même très-curieux.
Mais ne trouvant pas à être satisfait sur cet objet, j'ai
recours à l'ouvrage d'un autre Auteur célèbre : c'est
celui de M. l'Abbé *Poncelet*, où je lis ce qui suit, au
sujet de ce méchanisme (la nature dans la format. du tonnerre, part. 1. p. 95 & suiv.). *Voici comme je conçois
que ce phénoméne arrive.*

*Lorsque je présente une feuille d'or battu au conducteur for-
tement chargé, & par conséquent environné d'une ou de plusieurs
atmosphères de phlogistique, contigues les unes aux autres,
cette feuille, déterminée par la loi d'assimilation, tend à
mêler la quantité de phlogistique qu'elle contient, avec
celle du conducteur. S'il arrive que parvenue à la circon-*

fluide électrique existe dans nos corps : car si
l'Auteur faisoit bien attention que ces mouvemens alternatifs peuvent venir originaire-
ment du premier branle donné aux colonnes
de l'air, par l'explosion du fluide électrique
comprimé, & que les colonnes partent assez
roide pour entraîner un corps leger, vers
celui qui est électrisé, il compteroit moins
sur cette preuve, & ne l'avanceroit pas avec
tant de confiance : d'autant mieux qu'il y
a réellement dans l'état naturel, & sans la
coopération d'aucune cause particulière,
deux mouvemens opposés de la part de l'air
ambiant, entre deux corps qui sont très-près
l'un de l'autre, comme le prouve la chaleur
que se communiquent deux personnes entre

*férence, ou, si l'on veut, à la tangente de l'atmosphère,
la quantité de son phlogistique se trouve égale à une petite
portion de celle qu'elle rencontre, & qui seule agit sur
elle, dans ce cas elle reste pendant quelques momens sus-
pendue en l'air sans se mouvoir ; & cela, en vertu de la
loi de l'équilibre dont elle n'est point sortie : que si elle
avance un peu plus vers le centre de l'atmosphère, comme elle
se trouve alors chargée en moins, il se fera un choc, après
lequel elle se trouvera imprégnée d'une bien plus grande
quantité de phlogistique. Pour lors étant chargée en plus,
respectivement à l'air environnant, elle sera attirée par
celui-ci, & paroîtra comme repoussée par le conducteur.
Que si dans le premier mouvement excité en vertu de la loi
d'assimilation elle passe le point d'équilibre, & se trouve
comme rapidement absorbée par l'atmosphère du conducteur ; alors elle ira se coller contre lui, & ne paroîtra
point du tout repoussée. D'où je conclus que l'attraction &
la répulsion des corps legers n'est qu'apparente, n'étant,
à proprement parler, qu'un effet du rétablissement de l'é-
quilibre.*

lefquelles il n'y a qu'une petite diftance ; & ces deux mouvemens oppofés, fans ceffe renouvellés par la réflection, font, chacun fucceffivement par une fuite néceffaire, effluants & affluants : c'eft-à-dire attractifs & repulfifs.

Le corps humain fouffre les commotions les plus fortes ; & les effets en font fi terribles, qu'elle pourroit donner la mort aux animaux, & aux hommes mêmes (a)! Ces

(a) Oui, tout cela eft exactement vrai ; & on a d'autant plus raifon d'être furpris que M. PARIS ait voulu introduire l'Electricité dans l'exercice de la Médecine, qu'on le fçait bon Citoyen, & très-éclairé dans fa profeffion.

Pour faire fentir tout le ridicule de cette idée, je demande ici de quelle manière meriteroit d'être reçue celle d'un homme qui nous affureroit qu'il n'y a rien de plus efficace pour guérir de la frayeur qu'on a des armes à feu, que de préfenter fon corps à la bouche d'un canon chargé à boulet qu'on va tirer? Mais je laiffe tout cela ; le public fent affez les dangers de l'Electricité, pour qu'il ne foit pas bien important de lui en faire la peinture ; je m'attache feulement à expliquer de quelle manière vraifemblablement la commotion fe fait, puifque M. PARIS néglige de nous en inftruire.

J'envifage la commotion qu'on éprouve en fe faifant électrifer, comme l'effet néceffaire d'un choc entre deux ruiffeaux ou colonnes de fang artériel qui, par reflux pour ainfi dire, viennent rapidement à l'encontre. Une bouteille électrifée, telle qu'on s'en fert, par exemple, dans l'expérience de Leyde, eft elle-même comme un centre de matière électrique, d'où cette matiere s'échappe avec vélocité, & en divergeant. La bouteille en queftion n'eft pas fans armure; & cette armure approchée par le doigt d'une perfonne, tandis que la bouteille eft tenue par l'autre main de la même perfonne, la matière électrique qui en part, trouve en même-tems

accidens peuvent prouver auſſi tout le contraire de ce que l'Auteur ſe propoſe. Quoi!
parce que nous eſſuyons une commotion
violente, qu'on a même vû des perſonnes
terraſſées du recul d'une arme à feu, quand
elle eſt intérieurement d'une mal-propreté à
faire quelque reſiſtance à l'exploſion de la

deux puiſſans obſtacles oppoſés à ſon écoulement ; & ces
obſtacles ſont les colonnes de l'air ambiant, auxquelles
le ſang artériel de chaque bras qui eſt pouſſé vers chaque
main, & de chaque main vers chaque doigt, à l'extrê-
mité deſquels dans l'état naturel il fait enfin ſaillie, ſert
de buttée.

L'obſtacle que la matière électrique trouve à ſon écoulement, par rapport à la ſaillie du ſang artériel, le
ſang artériel l'éprouve auſſi par rapport à l'écoulement
de la matière électrique. Alors la ſaillie de ce ſang ſuf-
pendue, s'il ne s'en fait pas un réflux dans les artéres
de l'avant-bras, du bras, dans les axillaires, les ſou-
clavieres, &c. rend inutile la contraction du cœur ; les
fibres charnues de ce viſcere, étant repouſſées, au lieu
de ſe tendre endedans, ſe tendent en déhors; & l'on ceſſe,
par conſéquent, pendant pluſieurs inſtans de vivre.

Voilà, ſelon les apparences, par quel méchaniſme
les *Muſchenbroeck*, les *Boze*, les *Nollet*, les *Lecat*,
les *Poncelet*, &c. ont failli périr à côté de leur machine
électrique ; voilà pourquoi & comment les perſonnes
qui ſe font électriſer tombent roides mortes ſur le carreau, leurs tuyaux artèriels crévent, & leur ſang
s'épanche ſur le diaphragme.

J'ai pour garant de cette manière d'expliquer les effets
reconnus pour terribles de l'électricité ſur le corps humain, MM. *Viſani*, Med. de Florence, *de Electric.
opuſc.* part. 7. p. 14. *Clermont* Med. à Leipſick, *an
Electric. ſit bona*, paragr. V. *Paget*, Med. à Douai, *de
Electric. maleficentia*, cap. 4. p. 315. *Pamulaz*, Med. à
Londres, *Electric. diſputationes*, paragr. I. ; & beaucoup d'autres Profeſſeurs très-célebres, du moins dans
cette partie.

poudre enflammée, eſt-ce à dire pour cela que nous avons en nous le principe de ces effets terribles ? Non, aſſurement. Les commotions qui procédent de l'électricité peuvent pourtant avoir une cauſe à-peu-près pareille ; il ſe peut qu'elles ne viennent que de la réſiſtance que le corps électriſé fait à l'exploſion du fluide électrique. Voilà donc encore une preuve rejettable par ſon inſuffiſance.

Au reſte, on ne s'y eſt jamais pris avec plus de mal-adreſſe que l'a fait l'Auteur, pour donner de la vogue à une pratique nouvelle. Il fait les derniers efforts pour accréditer l'électricité dans la Médecine, & dit préciſement tout ce qui eſt capable d'en inſpirer de l'horreur aux malades ! Ma foi, s'il ne dore pas mieux la pillule, & ſi le riſque eſt en effet ſi grand en ſe faiſant électriſer, il n'y a pas apparence qu'on s'y attrape.

A ſa faveur, on tire du feu du milieu de la neige & de la glace ! Pour le coup, voici une propriété de l'électricité d'autant plus merveilleuſe, qu'elle eſt ſurnaturelle ; & ſi l'Auteur parvenoit jamais à prouver par des faits inconteſtables une propoſition de cette eſpèce, il ne ſeroit ſûrement pas loin de prouver auſſi qu'un rhombe proprement dit, inſcrit dans l'aire d'un cercle, peut en toucher la circonférence par chacun de ſes quatre angles. La neige, & principalement la glace, ne ſont eſſentiellement tels, que par l'extrême rareté, ſi ce n'eſt l'abſence abſolue, du feu

C iv

élémentaire dans le peu d'air que la matière de l'un & de l'autre, quoique condenſée, peut renfermer encore (*a*). Or, manquer de feu élémentaire, c'eſt être en même-tems & néceſſairement privé de fluide électrique : car l'identité eſt ici très-réelle ; l'un des deux, n'eſt qu'une modification de l'autre ; & dans tout corps, ſoit naturel, ſoit factice, où ce fluide ne ſera plus, ce ſeroit s'abuſer que de s'attendre à en voir jaillir des étinceles.

La neige, & encore plus la glace, ſont l'eau tombée dans un état paſſif ; & elle ne peut s'en tirer, c'eſt-à-dire, recouvrer la fluidité qui la fait ceſſer d'être neige ou glace, que par le retour du feu élémentaire entre ſes parties. Ce qui a ſans doute fait illuſion à M. PARIS, c'eſt qu'il a peut-être vû, ou entendu dire, qu'un cheval ferré marchant ſur la glace, y portant ſurtout les pieds un peu lourdement, en a fait ſortir des étinceles. Le fait eſt, à la vérité, bien conſtaté ; mais c'eſt du fer ſeul, entamé par ſon choc contre la glace, qu'elles partent ; c'eſt de la rupture ſeule d'un, ou de pluſieurs petits ballons, dont cette matière eſt un aſſemblage, & dans leſquels le feu élémentaire eſt continuelle-

---

(*a*) Voyez la diſſertation ſur la glace, ou explication phyſique &c. qui remporta le prix de l'Acad. Royale des Sciences, par M. *Dortoux de Meiran*. Voyez auſſi, *Leçons* de Phyſ. exper. par M. l'Abbé *Nollet*, tom. IV. depuis la p. 97. juſqu'à la p. 153.

ment animé d'une force expanſive, qu'en
effet elles naiſſent.

Suppoſons cependant que ce que l'Auteur
avance ſoit auſſi évidemment bien fondé, qu'il
l'eſt démonſtrativement mal, qu'en pourroit-
il donc conclure, par rapport à la matière
électrique dont il nous a déja promis de prouver l'exiſtence dans nos corps, en diſant
développons cet article? Curieux comme je
le ſuis de ces preuves, je ne me laſſe pas
de les chercher ; comptant les trouver dans
toutes les propoſitions qui s'offrent à ma vûe,
il ne s'en préſente aucune que je ne m'y
arrête. Voyons donc celle qui ſuit; peut-
être ſera-t-elle enfin la bonne.

*L'eau froide peut allumer les liqueurs ar-
dentes !* Outre que je ne vois pas-là mon
objet, c'eſt encore que ce qui y eſt avancé eſt
très-conteſtable, parce qu'il n'eſt aucun fait
qui le prouve (*a*). Comment concevoir en

(*a*) Il s'en faut d'autant plus que ce que M. PARIS avance
ſoit ſeulement probable, qu'il eſt phyſiquement impoſ-
ſible. M. l'Abbé *Poncelet*, combattant cette opinion que
quelqu'autre Auteur a apparemment déja eue, dit (la
nat. dans la format. du tonn. &c. part. 1. p. 26. & ſuiv.)
quoique l'eau ſoit imprégnée de ce fluide (électrique, ou
du phlogiſtique), *auſſi bien que tout ce qui exiſte dans
la nature, rien n'eſt cependant plus contraire à ſa propagation ; la moindre humidité ſuffit pour intercepter ſon
cours, & pour l'empêcher de ſe manifeſter. Ce fait paroîtra d'abord contradictoire ; cependant il eſt d'autant
plus inconteſtable, que tout le monde ſçait que rien n'eſt
plus incompatible que le feu & l'eau.* Or ſi, quoiqu'il y
ait dans l'eau du fluide électrique, ou du phlogiſtique,
il y eſt néanmoins ſi enchaîné, ou ſi inactif, qu'il ne
peut pas ſeulement ſe manifeſter, comment allumera-t-il
les liqueurs ardentes ?

effet, en adoptant même la manière reçue d'expliquer les phénomenes électriques, que l'eau électrifée puisse, par exemple, allumer de l'esprit de vin ? Suivant le syftême à la mode, le fluide électrique n'eft capable de s'enflammer, qu'autant que fon extenfion trouve de la réfiftance. Or, l'eau, & l'efprit de vin furtout, qui eft la matière la moins denfe qu'il y ait, étant auffi peu refiftibles que le font l'un & l'autre, peuvent-ils s'oppofer affez à l'effor du fluide électrique, pour l'enflammer, pour qu'il allume les liqueurs ardentes ? On voit, à la vérité, partir des foibles jets de feu du bout d'un fil de fer qui pend d'un conducteur électrifé, & qui trempe dans l'un ou l'autre de ces fluides, & encore plus quand c'eft dans l'eau, parce que celui-ci ayant plus de denfité, doit néceffairement plus retarder, & conféquemment rendre plus enflammées les émanations lumineufes; mais ces petits jets de feu même, ne font pas d'une autre nature que ceux qui conftituent ces foibles éclairs que la grande chaleur de l'atmofphère fait naître par un tems ferain ; ils font donc incapables d'allumer par eux-mêmes les liqueurs ardentes, ni aucun autre fluide, quelque cohobé & alkoolifé qu'ils puiffent être.

Enfin, depuis la page 3, jufqu'à la fin de la differtation, j'ai beau chercher ces preuves que l'Auteur fait efpérer, je n'en trouve aucune; & comme s'il vouloit dif-

traire fes lecteurs, & leur faire perdre de
vûe les engagemens qu'il a pris avec eux,
il fe contente de nommer, fans explication
de méchanifme, des phénomenes dont au
moins vingt maîtres en cette partie nous
avoient inftruits avant qu'il prît la plume ;
& de donner pour nouveau ce que depuis
M. *Gray*, Phyficien Anglois, jufqu'à lui,
perfonne n'ignore. Que dis - je ! depuis
M. *Gray* ! depuis *Timée de Locres* (a), dont
l'ouvrage fur *l'Ame du monde* eft un des premiers monumens de la Philofophie ancienne.
Un Auteur qui traite un fujet, s'oblige tacite-
ment à ne pas repeter ce que les autres en ont
publié, furtout lorfqu'il en adopte les principes ; fuppofant fçu ce qui a déja été mis au
jour, il doit partir du point où fes prédecef-
feurs dans la même carrière fe font arrêtés ; &
quand on n'a rien de plus à dire, c'eft beaucoup mieux fait de referver fes talens pour des
circonftances plus favorables.

Ici finiroient maintenant mes réflexions
fur cet ouvrage, en même tems que mes

(a). . . . . *Siccinum verò, excreto fpiritu, fufcipit
fimile corpus,*
Tim. de Locr. Edit. Serr. p. *102.* A.

L'Auteur que je cite a écrit en grec, & a été tra-
duit en latin. Mais comme j'ai déja avancé dans l'examen de la Préface que je ne fuis pas un grand grec, ce
que je crois très-bien, & que je veux d'ailleurs me
mettre à la portée de tout le monde, je laiffe le texte
qui eft en cette langue ; & n'en expofe aux yeux du
Lecteur que la traduction.

recherches auffi vaines qu'affidues ; pour découvrir les preuves que l'Auteur promet, au fujet de l'exiftence du fluide électrique dans nos corps, fi je n'avois encore à examiner comment cet Auteur parle *de l'ufage qu'on pourroit faire de l'Electricité dans la Médecine* (*a*) : c'eft-à-dire, apparemment, de la méthode d'électrifer l'homme, la mieux appropriée aux différentes conftitutions, aux différens âges, & à fes différentes maladies : car la manière dont l'Auteur s'exprime ici eft très-obfcure ; & il écrit en certains endroits fi énigmatiquement, qu'on le prendroit volontiers pour un difciple de Paracelfe. Voyons donc comment il fe tirera de ce nouveau pas ; comment il franchira cet abîme.

En entreprenant cette importante matière, il commence par s'embarquer dans un fyftême, où tout n'eft encore que conjectures, quelqu'effort que M. *Lecat* ait fait pour le rendre le plus probable qu'il fe puffe (*b*) : c'eft celui par lequel on explique l'exiftence du fluide des nerfs, & fa fufceptibilité électrique ; il fe préfente à la gorge d'un labyrinthe, d'où il ne fe tirera pas s'il avance. Mais, bon ! ce n'eft pas la peine de faire feulement un pas pour l'y fuivre. Voyant le danger de s'y perdre, il s'arrête dès l'entrée ;

(*a*) Differt. phyfico-med. p. 3.
(*b*) Voyez le Traité de l'exiftence &c. du fluide des nerfs, couronné par l'Académie de Berlin, en 1753.

& recule : cela eſt très-ſage ; cependant il ne s'épargne les ſuites d'une témérité, que pour s'expoſer à celles d'une autre, en avançant (*a*), que *pluſieurs expériences prouvent démonſtrativement que les nerfs ſont électriques par eux-mêmes ; & que le nerf diaphragmatique en eſt une preuve des plus certaines.*

La propriété électrique, à ce que nous apprennent les vrais Sçavans en phyſique expérimentale, eſt dans un fluide qu'ils appellent électrique, comme la propriété magnétique eſt dans le fluide de ce nom. Les nerfs ne ſont pas des fluides ; je ne dis pas qu'ils ne puiſſent bien en renfermer ; mais il eſt ſûr qu'ils ſont eſſentiellement des ſolides. Or s'ils ſont électriques, ce ne peut être qu'à raiſon du fluide ainſi appellé qu'ils ont dans leur cavité ; ils ne ſont dont point électriques par eux-mêmes ! Je dis plus ; il n'eſt pas poſſible qu'aucune matière ſoit électrique par elle-même ; & quoi que ce puiſſe être dans la nature, elle ne l'eſt qu'à proportion de ſon dégré de perméabilité pour ce fluide. Au ſurplus, comment le nerf diaphragmatique peut-il être une preuve que les nerfs ſont électriques par eux-mêmes ? C'eſt, dit dogmatiquement l'Auteur (*b*), *que ſi on le lie, ou ſi on le comprime, le mouvement du diaphragme ceſſe à l'inſtant ; & que ſi on lui*

(*a*) Diſſert. phyſico-med. p. 7. & ſuiv.
(*b*) Id. p. 8.

fait enfuite avec les doigts quelques legéres frictions, le mouvement dont il avoit été privé reparoît.

Suppofons pour un inftant que ce mouvement revienne, quelque impoffible que cela me paroiffe, l'Auteur peut-il en conclure que le nerf diaphragmatique eft une preuve que les nerfs font électriques par eux-mêmes? Ou je ne m'entends pas en preuve, ou tout au plus cela prouve que dans les nerfs, comme dans beaucoup d'autres folides, le fluide électrique y réfide ; mais non pas que les nerfs foient électriques par eux-mêmes. Ce n'eft pas tout, il tire de cette fingulière preuve, une conféquence encore plus fingulière : *On peut conclure*, dit-il (*a*), *de cette expérience que les nerfs excitant des vibrations dans le fluide éléctrique par leur frottement, font par eux-mêmes éléctriques.* Encore une fois, ils ne font électriques qu'à raifon du fluide de ce nom dont ils font empreints. Hé ! puis, où eft-ce que l'Auteur a trouvé que les fluides fuffent fufceptibles de vibrations ? Cette forte de mouvement ne confiftant qu'en balancemens, n'eft propre qu'aux parties des folides, ou des corps élafti-ques (*b*); & on n'a jamais vu que les fluides en fuffent capables.

Pour qu'une matière, de quelque nature

(*a*) Id. ibid.
(*b*) Leçons de Phyfique exper. *Nollet*, tom. 1. p. 294. 308. & fuiv.

qu'elle foit, puiffe vibrer, il eft effentiel
qu'il y ait continuité entre les parties dont
elle eft formée ; il faut, de plus, qu'elle
ait au moins une attache fixe par chacune
de fes extrêmités, & qu'elle foit tendue. A
ces caractères reconnoît-on le fluide électrique ? & eft-on fondé à avancer que les
nerfs, ni quoi que ce foit, excite des vibrations en lui ?

Les fluides font coulans ; leurs particules
ne tiennent donc pas les unes aux autres ;
le fluide électrique fur-tout, eft dans fes
molécules d'une mobilité dont rien n'approche ; donc fes molécules font parfaitement ifolées : & fi elles font ifolées, ce
qu'on ne fçauroit contefter, le fluide qu'elles
compofent peut-il avoir quelque vibration ?
peut-il en donner le moindre figne ? L'Auteur a fans doute voulu dire que ce fluide
eft élaftique comme l'æther fon genre & fon
principe ; mais l'élafticité n'eft pas la vibration, quoique ces deux propriétés aillent
fouvent enfemble. Ici, certes, l'Auteur bat
la campagne ; & fi j'étois un peu moins fûr
de moi, fi je pouvois tant foit peu craindre
de m'égarer avec lui, dès-à-préfent je laif-
ferois là fes propofitions, auffi baroques que
fes preuves.

Après avoir parlé un peu plus bas (a), de
l'analogie qu'il y a entre les folides & les
fluides ; après avoir avancé qu'elle eft en

(a) Differt. Phyfico-med. p. 10.

raifon des gravités fpécifiques ; & avoir pofé, tant bien que mal par ces loix, la grande affinité qu'il doit y avoir néceffaire-ment entre le fluide nerveux, & le fluide électrique, il dit (a) *de même qu'il n'y a aucun fluide qui ait moins de gravité fpéci-fique que le fluide électrique, il n'eft de même aucune partie de notre corps qui ne foit fpécifiquement plus grave, que la moëlle du cerveau & des nerfs.*

Je fçais quelqu'autre chofe qui eft encore moins fpécifiquement grave que la moëlle du cerveau & des nerfs : c'eft la moëlle des menus poils qui forment le coton dont la face des jeunes garçons eft couverte. Mais ce n'eft pas tout-à-fait de cela qu'il eft queftion : c'eft de fon raifonnement, auquel il n'y a pas plus moyen de tenir, qu'à celui d'un Savoyard qui fait voir fa lanterne magique ; car fuppofons qu'il foit *reçu en phyfique que l'analogie qu'il y a entre les fluides & les folides, foit en raifon de l'affinité de leur gravité fpécifique* (b), dès-là même, ce principe établit-il *la plus grande analogie entre le fluide nerveux & le fluide électri-que* (c)? On diroit, à entendre l'Auteur, qu'en phyfique on eft les meilleures gens du monde ; qu'il n'y a qu'à bien fçavoir crier : *vous allez voir ce que vous allez voir* ; &

(a) Id. ibid.
(b) Id. ibid.
(c) Id. ibid.

porter furtout cette exclamation à ce dégré
d'énergie qui met ordinairement tous les
paffans en arrêt, pour obtenir parmi eux le
rang le plus honorable !

M. PARIS ne prend pas garde, fans
doute, qu'il ne s'agit dans fa pofition que
de l'analogie entre les fluides & les folides ;
pourquoi donc en tirer la conféquence que
l'analogie entre le fluide nerveux & le fluide
électrique, qui ne font que deux fluides,
doit néceffairement être ? N'aimant rien
tant que les principes certains, je m'arrête
encore un moment fur cet article, pour
découvrir, s'il m'eft poffible, la manière
dont on pourroit, dit-il (a), *s'affurer par
fon expérience que l'analogie qu'il y a entre
les fluides & les folides, eft en raifon de
l'affinité de leur gravité fpécifique.* Dans ce
deffein, j'examine un autre principe reçu,
qui eft que, d'après les expériences de *Sanc-
torius* connu de tous les Phyficiens, &
furtout des naturaliftes, un corps organifé,
foit animal, foit plante, eft compofé de
deux tiers de fluides, pour un tiers de folides.
Or, fi les fluides ont encore une fois autant
de quantité que les folides, ils doivent avoir
également encore une fois autant de gravité
fpécifique. L'affinité établie fur un tel rapport, eft donc bien foible, pour ne pas
dire nulle ! & fi elle n'exifte qu'à ce dégré,

(a) Id. ibid.

D

à quoi se reduit donc *l'analogie qu'il y a entre les fluides & les solides ?*

En disant (*a*), *de cette affinité de gravité spécifique, le fluide électrique étant plus analogue aux nerfs, y doit résider avec plus d'abondance que dans les autres parties,* il est évident que l'objet de l'Auteur est d'établir sur les loix de l'affinité des corps, une analogie imaginaire entre le fluide électrique & le fluide des nerfs, qu'il confond sans malice avec l'esprit animal, ne sçachant pas que l'une de ces deux choses diffère essentiellement de l'autre.

D'abord, cette prétendue affinité est-elle bien prouvée ? Je crois que non ; mais l'Auteur la prouvera bientôt à sa mode, faute d'être instruit des principes & des procédés qui conduisent à cette sorte de connoissance ; & dont M. *Nollet*, indépendamment de M. *Geoffroi*, a pourtant donné de nos jours les véritables regles d'après les expériences de M. *Muschenbroeck* (*b*). Ensuite, si l'électrisation n'avoit en effet lieu que par les loix de l'affinité des corps, on ne verroit certainement pas des canons de fusil, des barres, des chaînes de fer, électrisées : car il n'y a point de matière, après l'or, l'argent, & le mercure, dont la gravité

(*a*) Id. ibid.
(*b*) Leçons de physique expérim. tom. 1. p. 397. & suiv.

spécifique soit moins en raison de celle du fluide électrique.

L'Auteur, cependant, qui veut réaliser cette affinité, en rapporte des preuves; examinons-en la force & la justesse : *parce que*, dit-il (a), *le mercure s'attache plutôt à l'or, qu'à l'eau; & que l'eau s'attache plutôt au bois ou au linge, que le mercure, à cause de leur plus ou moins de gravité spécifique :* c'est-à-dire, que pour comprendre combien l'électrisation est nécessaire à la cure des maladies, il faut être auparavant bien convaincu que l'Electricité & la Médecine sont deux choses très-incompatibles : voilà une singulière preuve. Comment est-ce prouver que l'affinité prétendue entre le fluide des nerfs & le fluide électrique, a lieu par les loix des gravités spécifiques, que de le prouver par des phénoménes où ces mêmes loix n'ont pas la moindre vraisemblance, & qu'on ne voit en effet arriver que par les rapports réels qu'il y a entre la configuration des molécules du mercure, & les pores de l'or, entre la configuration des particules de l'eau, & les pores du bois ou du linge? Si l'Auteur n'établit pas mieux ses propositions, je doute qu'elles fassent jamais fortune ; & quelque bonne opinion que j'aye moi-même de sa logique, je le défie de parvenir à me faire entendre, par,

(a) Differt. physico-med. ibid. & fuiv.

D ij

exemple, que le blanc ſoit une couleur,
quand il ne me le prouvera qu'en me diſant
que nous ne le voyons tel qu'à la faveur des
rayons du ſoleil, & que les couleurs ſont
dans la lumière.

Je paſſe une phraſe où, peut-être par ma
faute, peut-être par celle de l'Auteur, je
n'entends abſolument rien, pour venir à
une autre que ſa vicieuſe conſtruction me
rend également incompréhenſible : c'eſt celle
où il aſſure (a), que *conformément aux*
expériences journalières, la propagation du
fluide électrique acquiert plus d'étendue &
de vélocité dans les corps longs & étroits,
que dans ceux qui ſont d'un plus grand dia-
metre : car l'Electricité ſera vingt fois plus
ſenſible dans une lame de plomb qui ſera
vingt fois plus longue & plus mince qu'une
autre ; les nerfs & les fibres nerveuſes, étant
les parties les plus longues & les plus min-
ces du corps, le fluide électrique ſe doit dé-
velopper en elles avec plus de vélocité, que
dans toutes les autres parties.

On ſçait, du moins on croit le ſçavoir,
que la propagation du fluide électrique, ſe
fait avec d'autant plus de vélocité, que la
matière dans laquelle on le développe par
l'Electricité, eſt plus denſe ; on ſçait, à la
même manière, que cette propagation eſt
plus rapide & plus forte, à proportion de

(a) Id. p. 11.

la réfiftance que ce fluide trouve à fon extenfion ; on penfe enfin être affuré que cette
propagation a plus d'énergie dans les metaux
durs , que dans ceux dont la confiftance eft
molle. Voilà , à ce qu'on prétend , ce que
les expériences journalières font obferver à
ceux qui s'appliquent à l'étude de l'Electricité , & qui en examinent phyfiquement les
phénoménes. Mais on étoit encore bien loin
de penfer que cette propagation fût plus ou
moins confidérable dans un même métal ,
à proportion de fes dimenfions ; & fi jamais
cette doctrine étoit reçue , on feroit fondé
à en conclure , que les effets de l'Electricité
doivent être beaucoup plus marqués dans un
adulte , que dans un enfant ; dans un géant ,
que dans un homme de ftature ordinaire.

Je fens toute la fauffeté de cette conféquence , pouvant furtout affirmer avoir vû à
Nîmes , dans l'hôtellerie du Luxembourg ,
tirer d'un enfant de trois ans , compris dans
la chaîne que formoient avec lui fix autres
grandes perfonnes , des aigrettes lumineufes
auffi fortes , auffi bruyantes , que de ceux
qui le tenoient par les mains ; auffi me garde-
je bien de la foutenir ; & l'Auteur , des principes de qui elle émane naturellement , &
dont l'intérêt étoit qu'on l'adoptât fans héfi-
ter , auroit du moins dû la déduire d'un raifonnement en regle , fi ce n'eft de l'expérience ; & la faire naître comme d'elle-
même d'un de ces fyllogifmes qu'il fait

fi bien, quand il veut s'en donner la peine.
Mais on obferve par-tout que ce n'eft pas là
fa coutume ; fuppofant fes lecteurs convain-
cus de ce qu'il imagine, il n'a pas l'habitude
de prouver ce qu'il avance : quelle conduite
pour un Auteur qui n'a encore aucun crédit
dans la république des lettres !

Se contenter, en effet, d'expofer des
phénomenes nouveaux, fans dire comment
& par quel méchanifme ils doivent néceffairement arriver, c'eft fe donner pour
un homme qui ne fe pique pas d'être crû,
ou qui veut envahir de force la crédulité
publique. D'ailleurs, où eft - ce que M.
PARIS a trouvé que les nerfs & leurs fibres, font les parties les plus minces & les
plus longues du corps? A-t-il pouffé, dans
fes cours d'anatomie, fes diffections jufqu'aux capillaires lymphatiques? Et s'il a
été jufques là, & furtout s'il a lû les obfervations que *Leewenhoek* a faites fur ce fujet, à la faveur du microfcope, il rabat-
tra un jour beaucoup de ce qu'il avance.

L'Auteur (*a*), fait dire à M. *de Sauvages* (*b*), *qu'il a fouvent éprouvé dans l'ex-*

(*a*) Id. p. 12.
(*b*) Cet Auteur célébre eft mort à Montpellier
depuis le 19 Février 1767. dans la 61e. année de fon âge,
des fuites d'un afthme qu'il avoit depuis trois ans. Les
Sçavans viennent donc de perdre un de leurs Confreres,
auffi digne de leurs regrets, qu'il l'étoit de leur eftime. M. François Boiffier de Sauvages étoit né à Alais
dans les Cevenes ; il étoit Écuyer, Confeiller du

périence de Leyde, que le fluide électrique suivoit la direction des nerfs, depuis les bras, jusqu'à l'épine du dos ; qu'il procuroit des picottemens, & des secousses très-sensibles, dont tout le corps se ressentoit.

Je ne connois en aucune façon la dissertation dans laquelle ce célébre Médecin s'exprime ainsi ; mais j'oserois parier que M. *de Sauvages* n'a pas dit que le fluide électrique suive la direction des nerfs dans l'expérience citée ; en tout cas, cet Auteur n'a pas assez réflechi sur le fait. L'ayant examiné de près, il sçauroit que, quelque procédé qu'on suive en électrisant, la manière d'agir du fluide électrique est une ; qu'il se meut en tout sens ; qu'il se déploie comme le feu resserré ; & que s'il étoit possible qu'il suivît la direction des nerfs, ou on ne verroit sortir aucune étincelle du bout du doigt qui approche le conducteur isolé, ou on ne sentiroit point la commotion dans la poitrine.

Cependant, ces deux événemens arrivent à la fois dans l'expérience au sujet de laquelle M. *de Sauvages* dit, à ce que prétend l'Auteur, que le fluide électrique suit la direction des nerfs ; c'est que le fluide électrique opére avec simultaneïté par les

Roi, Professeur Royal en l'Université de Montpellier, membre de toutes les Académies Royales, & impériales de l'Europe ; il étoit autant célébre chez les Etrangers, que dans sa patrie.

endroits les plus oppofés, précifement parce
qu'il eft incapable d'aucune direction pofi-
tive ; c'eft qu'il n'a partout où il eft mis en
action que le mouvement de la poudre enflammée , qui fait reculer le canon du fufil ,
en même-tems qu'il en chaffe la balle.

Quand on cite un Auteur qui avance des
chofes fi neuves , il faut indiquer le livre ,
le chapitre , la page ; autrement le lecteur
eft en droit de croire qu'on veut le furprendre , ou qu'on fait parler à fa fantaifie celui
dont on s'autorife. M. *de Sauvages* ne peut
pas avoir dit , non plus , que le fluide électrique procuroit des picottemens & des
fecouffes très-fenfibles ; j'ai trop bonne opinion de la phyfique de ce Sçavant , pour
croire qu'il ait avancé une pareille abfurdité.
Le fluide électrique ne procure pas des picottemens ; il les fait , & par lui-même :
quelle différence !

En 1761 , dit l'Auteur (*a*) , *M. Vacher
foutint une théfe aux Ecoles de Médecine
de Paris . . . . fur cette queftion* : an flui-
dum electricum principium fit vitæ , motus ,
& fenfationum. *Cet Auteur fe décide pour
l'affirmative ; & prétend que le jeu perpétuel
de la machine animale , n'eft dû qu'au fluide
électrique dont l'Electricité détermine toutes
les fonctions.*

M. P A R I S fe décide apparemment de

(*a*) Differt. phyfico-med. ibid.

même ; car il aime beaucoup les Ecrivains hardis , & a un goût très-marqué pour les paradoxes. Je crains cependant bien qu'il n'ait pris le change au fujet de la prétendue affirmative de M. *Vacher* ; & il n'eft pas fans exemple qu'on ait foutenu tout le contraire d'une propofition mife en queftion , ne comptât-on que la négative de M. *Rouffeau* le Philofophe , fur celle de cette efpèce que l'Académie de Dijon avoit propofée en 1750.

Comment fe perfuader , en effet , que le fluide électrique foit caufe du jeu perpétuel de la machine animale ? Si ce fluide exifte réellement dans l'homme , il devoit donc exifter d'abord dans le premier de tous que Dieu tira du néant. Or s'il y exiftoit , pourquoi ne lui donna-t-il pas la vie , le fentiment , & le mouvement ? Pourquoi fallut-il que fon Créateur la lui communiquât par un acte exprès de fa volonté (*a*) ; & , avec ce principe , toutes les différentes manières d'être , tant phyfiques que morales ?

On conçoit bien mieux , ce me femble , comment le jeu perpétuel des refforts qui compofent la machine animale , eft caufe de l'explofion du fluide électrique ; on fent encore mieux , à ce qu'il me paroît , comment le premier branle une fois donné aux organes animaux , il doit y avoir néceffai-

(*a*) *Infpiravit in faciem ejus fpiraculum vitæ , & factus eft homo in animam viventem.* Lib. Genef. cap. 11.

rement dans l'homme des frottemens con-
tinuels, soit de solide à solide, soit entre
les fluides & les solides ; & comment par
ces frottemens le fluide électrique se développe ; & si cette affirmative, sur laquelle
l'Auteur s'appuye, a été réellement avan-
cée, à la rigueur je n'en suis pas surpris ;
ce n'est pas la première fois qu'on a sou-
tenu des principes erronés dans des théses ;
voyez entre autres, celle de l'Abbé de
Prades (*a*).

Je ne sçais si les phénomenes dont il est
fait mention dans la suite de cette période,
sont mis au jour par M. *Vacher* pour au-
toriser son affirmative, ou si l'Auteur les
avance en manière de corollaire pour mon-

(*a*) Je viens d'apprendre avec une satisfaction indi-
cible, que ledit Abbé, né à Castel-Sarrasin Diocése de
Montauban, & réfugié à Berlin capitale des Etats de
Brandebourg, pour éviter le châtiment dont il s'étoit
rendu digne, en soutenant le 18. Novembre 1751. une
thése hétérodoxe en pleine Sorbonne, a retracté depuis le 6. Avril 1754. ses principes impies ; a été
relevé de ses censures par le Cardinal de Tencin,
Proviseur dudit College de la faculté de Théologie, à
qui Notre S. P. le Pape en avoit donné le pouvoir &
l'ordre ; & que par la médiation de l'Evêque de Breslaw
capitale de la Silesie, & de la domination du Roi de
Prusse, dans la Cathédrale de laquelle ville il remplit
avec distinction une place de Chanoine, il a fait une
paix solemnelle avec son propre Evêque, l'Archevêque
de Paris, & Benoît XIV. prédécesseur immédiat de
Clément XIII. Pontife actuellement régnant. (Dictionn.
Anti-philos. *in-8°*. édit. de 1767. p. 261. & suiv.)
   J'ai cru devoir cette petite note à l'heureux retour de
M. l'Abbé de *Prades* dans le giron de l'Eglise.

trer la validité de fa conclufion ; mais, par qui des deux qu'ils foient expofés, il eft certain qu'ils font des faits vrais fur des faux principes ; & qu'ils fervent là, tout au plus, à prouver qu'on peut être affez mal-adroit pour placer les bœufs après la charrue.

Du conflit des parties hétérogenes dans les corps, dit l'Auteur (*a*), *en émane le mouvement & la circulation de la matière électrique.* Quelle pompeufe phrafe ! quel fon ! quel air d'élégance ne lui donne pas l'ablatif qui eft à fa tête (*b*) ! Les gens de

___

(*a*) Differt. Phyfico-Med. p. 13.

(*b*) Quoiqu'il femble que cette manière de commencer une période ne foit pas fupportable, non-feulement dans un ouvrage didactique, mais encore dans tout ouvrage en profe, on en trouvera néanmoins d'exemples dans d'Auteurs célébres ; tels font :

Tacite qui, parlant des moyens dont *Germanicus* fe propofoit d'ufer, pour découvrir fi fes troupes avoient une vraie valeur, dit de ce même *Germanicus* (ann. II. 12. 22. 26.), *Noête captâ egreffus augurali, per occulta & vigilibus ignara, comite uno, contectus humeros ferinâ pelle, adit caftrorum_vias.* . . . . . . Qui, racontant ailleurs (ann. IV. 1. 8. 59.), l'effet que fit fur le cœur des Sénateurs affemblés, un difcours de *Tibere*, pour leur recommander les Princes que *Germanicus* avoit laiffé à fa mort, & que *Drufus* leur oncle laiffoit auffi, en mourant, à la République, dit : *Magno ea fletu, & mox precationibus fauftis audita ; ac fi modum orationi pofuiffet, mifericordiâ fuî gloriâque animos audientium impleverat.* . . . . . . &c.

Fenelon qui, en décrivant la fituation & l'entrée de la caverne par où *Telemaque* alla aux enfers chercher *Ulyffe* fon pere, dit (les Avent. de Telem. édit. de 1764. p. 338.) : *De cette caverne fortoit de tems en tems une fumée noire & épaiffe qui faifoit une efpèce de nuit au milieu du jour.*

goût en conviendront ; il ne lui manque, pour être admirable, que de préfenter une penfée moins vague, & plus vraie. Mais n'importe , je fuis enchanté du mot par le-

L'Auteur des Obfervations fur l'art de traduire en général , qui, obfervant les difficultés qu'on trouve à s'y appliquer avec fuccès, & conformément aux bonnes régles , dit (Mêlang. de Litter. d'Hift. & de Philof. tom. III. p. 8.) : *De toutes les langues cultivées par les Gens de lettres , l'Italienne eft la plus variée* ..... Et ailleurs (ibid. p. 30.), *De toutes les injuftices dont les Traducteurs ont droit de fe plaindre* .... *la principale eft la manière dont on a coutume de les cenfurer*, &c. &c.

Cependant ces exemples , quoique propres en apparence à juftifier M. PARIS de s'être donné un tel effor dans cet endroit de fa Differtation , ne font pas d'une force à l'en juftifier tout-à-fait. L'ablatif au commencement des phrafes citées ne fait pas ton, comme on doit le fentir ; & il le fait dans celle de l'Auteur. Que conclure donc de tout cela? finon, qu'il a peut-être voulu s'effayer fur le ftyle épique ; & que voyant un parfait modéle en ce genre dans le diftique fuivant, il a été tenté de l'imiter. Le Dieu de l'univers ,

De fon trône enflammé qui luit au haut des cieux ,
Sur le héros François daigna baiffer les yeux.

La Henriade , ch. x.

Mais s'il a eu, en effet, ce deffein ; s'il a réellement prétendu s'élever jufqu'aux nues dans une circonftance où il n'eft pas même permis de quitter la terre , qu'il fe rappelle la funefte aventure arrivée à *Icare*, pour avoir pris fon vol trop haut ; & , qui plus eft, fans être né pour cela (*fed cum nimis altè volaret , liquata cera , quibus pennæ erant compofitæ cecidit in mare :* Amalth. poëtic. & hiftor. p. 158.), lui qui fe fouvient fi bien qu'il *ne fervit autrefois de rien à Achille d'être invulnérable par tout le corps, puifqu'il ne l'étoit pas au talon , où il reçut un coup mortel.* (Préf. de la Differt. p. vj.).

quel elle commence , & du cas où ce mot
fe trouve. *Du conflit !* que cette expreffion
eft merveilleufe ! quelle eft pittorefque !
quelle rend bien un vigoureux choc prêt à
fe donner parmi des parties organiques , fe
difputant apparemment entre elles l'avantage exclufif de faire durer la vie du corps
qu'elles compofent ! C'eft bien dommage
que *Quinte-Curfe* ne l'ait pas employée en
décrivant les batailles d'*Alexandre* , puifqu'elle étoit alors en ufage : les détails qu'il
fait des attaques & des défenfes de ce con-
quérant n'en feroient que plus énergiques.

De ce conflit en émane donc le mouvement & la circulation de la matière électrique ! Le mouvement, à la bonne heure ,
fi M. PARIS entend par conflit des parties
hétérogenes , les frottemens que les parties
les plus homogenes qui foient dans la nature , effuyent les unes contre les autres ,
tant que le cœur eft en action ; mais la
circulation de cette matière , je la nie ; elle
eft dans nous , fi elle y eft réellement ,
comme celle de la lumière eft dans l'air de
l'atmofphère ; & parce qu'une bougie allumée éclaire une chambre pendant la nuit ,
peut-on , fans abfurdité , avancer que la matière de la lumière y circule ?

L'Auteur , continue M. PARIS (*a*) , *ap-*
plique ce principe au corps animal , dans

(*a*) Id. p. 14.

lequel la matière électrique fluant du cerveau,
où elle abonde, dans les nerfs & les autres
parties non électriques, leur communique
l'électricité & le mouvement qui entretient
la chaleur & la vie dans tout le corps.
Tant pis d'abord pour les malades qui tom-
beront entre les mains de cet Auteur, s'il
fait l'application d'un principe auſſi vicieux,
en traitant leurs maladies. Enſuite, ſans vouloir relever une contradiction monſtrueuſe
qu'il y a ici entre le ſentiment où eſt M. PARIS
que les nerfs ne ſont point électriques, &
celui où il paroît être plus haut (*a*), qu'ils
le ſont par eux-mêmes, qu'y a-t-il de plus
contraire à la doctrine de la phyſique du
corps humain, que d'avancer que la matière
électrique flue du cerveau dans les nerfs ?

Si l'Auteur s'eſt propoſé de donner du
nouveau, en mettant cette idée au jour, il
a d'autant mieux réuſſi, qu'il eſt ſûrement le
ſeul dans la tête de qui elle ſoit encore venue;
mais s'il a en même-tems prétendu communiquer à ſes lecteurs une choſe vraie & utile,
il a manqué ſon coup : perdre ſes fraix d'eſprit en travaillant, c'eſt tout ce qui peut arriver
de plus déſagréable. Non, le fluide électrique ne flue pas du cerveau dans les nerfs;
il eſt dans l'une & les autres de ces parties :
c'eſt de ſon eſſence. D'ailleurs y a-t-il de
parties dans notre corps qui ne ſoient pas
électriques, & auxquelles l'Electricité ne puiſſe

(*a*) Id. p. 7.

se communiquer? Il n'y a rien qui le soit tant, & qui le soit plus essentiellement que les matières animales : cela est d'expérience. Bon Dieu ! dans quel travers ne se jette pas un Ecrivain qui, quoique peu au fait d'un sujet, se livre pourtant à la manie d'en dire plus que les autres !

Les nerfs, continue l'Auteur (*a*), *étant le principe de tous nos mouvemens, il est certain que le plus ou le moins de vélocité qu'acquiert le fluide qui parcourt leur cavité, peut détruire, ou retablir l'harmonie qui doit regner dans l'œconomie animale, en accelerant ou retardant le mouvement progressif des fluides ; & puisqu'ils font électriques, ne pourroit-on pas, en développant cette vertu, parvenir plutôt en certains cas à soulager l'humanité, que par cette diversité de remedes souvent infructueux, & toujours fastidieux & rebutans aux malades ?*

Quel écart ! les nerfs font le principe de tous nos mouvemens ! Il y a là bien peu de saine physiologie ! On a crû jusqu'à présent qu'ils n'en étoient que les organes. Quoiqu'il en puisse être, il n'est sûrement pas aussi certain qu'il plaît à l'Auteur de le dire, que le plus ou le moins de vélocité des nerfs puisse détruire ou rétablir l'harmonie. Ce plus & ce moins, font deux extrêmes également à craindre ; ils font deux écueils où

(*a*) Id. p. 15.

l'on voit fouvent échouer en pratique l'économie animale ; & fi, pour en convaincre
l'Auteur, il fuffifoit de lui citer des exemples, fans lui donner de ceux où je conviens
que le moins de vélocité eft dangereux, par
combien d'autres ne pourrois-je pas lui prouver que le plus l'eft encore davantage !

M. PARIS eft, fans doute, au fait de la
fièvre aigue, de fa nature, de fa caufe :
c'eft affurement bien le moins qu'on puiffe
faire pour un Médecin, que de lui fuppofer
ces connoiffances. Hé bien ! s'il les a en
effet, comme j'en fuis perfuadé, à quoi
attribue-t-il cette fougue de nos liqueurs ?
Eft-ce au débandement des fibres arteriel-
les ? Mais ce défordre n'arriver pas par lui-
même ; & dire fimplement, comme on
l'enfeigne dans les Ecoles, que la fièvre
eft *naturæ conamen*, ce feroit éluder la
queftion ; ce ne feroit repondre que par la
caufe finale. Au lieu donc de ce jargon, par
lequel un fait peu clair eft développé par une
explication encore plus obfcure, recourons
à une théorie affez lumineufe pour nous conduire à la caufe efficiente.

Cette caufe, fi je ne me trompe, eft
dans l'exceffive vélocité du fluide des nerfs,
qui fondant dans les fibres des tuniques arte-
rielles, en augmente puiffamment le reffort;
& par-là, accelere le mouvement progref-
fif des fluides. Or, le plus de vélocité dans
le fluide des nerfs, pouvant avoir des fuites
fi

fi facheufes, il n'eft donc pas certain qu'il puiffe rétablir l'harmonie dans l'économie animale.

Et puifqu'ils font électriques ! Qu'eft-ce que tout ce galimatias-là ? Les nerfs font encore ici électriques ? Un peu plus haut (*a*), ils ne l'étoient pas ; plus loin (*b*), ils l'ont été ; que feront-ils donc, felon l'Auteur, dans la fuite ? Voyons cependant, puifqu'ils font maintenant électriques, quelle induction il en tire.

Ne pourroit-on pas, dit-il, en dévelop- pant cette vertu, parvenir plutôt dans cer- tains cas à foulager l'humanité, que par cette diverfité de remedes fouvent infruc- tueux, & toujours faftidieux & rebutans aux malades ? Quels cas ? Les aigus, ou les chroniques ? C'eft pourtant une diftinc- tion qu'il importoit que l'Auteur prît la peine de faire, à moins qu'il ne regarde l'Elec- tricité comme une felle à tous chevaux. Or, dans les cas aigus, il eft d'une évidence fenfible que, développer de force la vertu électrique, c'eft, au lieu de foulager l'hu- manité, faire naître la fièvre, & attaquer la vie de l'homme ; & que dans les chro- niques, c'eft, en accelerant le cours des fluides, entaffer lymphe fur lymphe, aug- menter l'épaiffiffement de cette forte de li-

(*a*) Id. p. 14.
(*b*) Id. p. 7.

E

queur, combler enfin l'engorgement des tuyaux dans lesquels la circulation se fait déja
avec peine.

Oui, sans doute, dit-il (*a*), aussi affirmativement que s'il n'y avoit qu'à se baisser
& en prendre, en repondant à la question
qu'il se fait plus haut, au sujet de la préférence
que l'Electricité lui paroît mériter sur les remedes souvent infructueux & toujours fastidieux & rebutans aux malades; *& les plus
grands Physiciens nous assurent que ce fluide,
sortant avec précipitation des corps animés,
entraîne une partie des substances qui se trouvent dans les vaisseaux excrétoires.* C'est-à-
dire que par cette expulsion, les vaisseaux
excrétoires se trouvent dégagés de manière
à pouvoir réprendre leur ton, & agir sur les
substances restantes.

Ho ! le souverain remede que l'Electricité
doit donc être, tout au moins pour les
maladies cutanées ! Que sçait-on même si elle
ne seroit pas spécifique dans la cure des tumeurs critiques ? C'est l'analogie qui me fait
naître cette idée; & les Physiciens devroient
bien faire encore cet essai. Je voudrois pourtant bien sçavoir qui sont ces Physiciens qui
nous assurent une pareille chose ? Si elle est
sûre, ils ont un tort irréparable de ne nous
l'avoir pas apprise plutôt, ou de nous en
avoir fait instruire si tard par l'Auteur : car
combien n'a-t-il pas péri, & ne périt-il pas

(*a*) Id. p. 15.

tous les jours de gens de ces maladies, &
autres chroniques, où, vraisemblablement
l'Electricité, selon cette assertion, seroit certainement salutaire ?

Il y a cependant ici quelque chose qui
me brouille. L'Auteur dit, sur la parole des
Physiciens, que le fluide électrique entraîne
une partie des substances qui se trouvent dans
les vaisseaux excrétoires ; mais l'autre, que
devient - elle ? Ici l'Auteur est embarrassé ;
sentant parfaitement bien que, si tant est
que le fluide électrique entraîne en s'échap-
pant quelque substance, ce ne peut être que
la plus sereuse ; il sent également que celle
qui reste séquestrée doit enfin s'amonceler ;
aussi se dépêche-t-il de briser-là ; & comme
s'il craignoit qu'on ne discutât une pareille
proposition, il a l'adresse, pour la faire
passer telle quelle, de s'appuyer d'un Auteur, à la vérité, célébre en physique ; mais
d'autant moins compétent sur cette matière,
qu'il est sensé n'y rien entendre : c'est M.
l'Abbé *Nollet*, à qui il fait dire (a) : *Il y*
a lieu de se flatter qu'on pourroit, en cer-
tains cas, ménager ce moyen assez heureuse-
ment pour desobstruer les vaisseaux, & pour
les purger de ce qu'ils contiendroient de
vicieux.

Desobstruer les vaisseaux & les purger
de ce qu'ils peuvent contenir de vicieux,
ce n'est pas, n'en déplaise à l'Auteur, ni à

(a Id. p. 16.

E ij

M. l'Abbé *Nollet*, qu'il fait peut-être parler quand il dort (*a*), entraîner au-déhors les fubftances qui s'y font arrêtées ; c'eft fimplement les dégager, en leur procurant par l'ufage des délayans appropriés, la fluidité qu'elles avoient perdu ; & les évacuer enfuite par le canal inteftinal au moyen des minoratifs lâchés à propos. Ces opérations ne peuvent donc pas être le fait de l'Electricité ; fon action, quelque menagée qu'elle foit, ne s'exerçant dans les corps animés, du moins fuivant le fyftême reçu, qu'en raréfiant dans le centre, elle ne peut qu'entaffer, fi ce n'eft condenfer, les fucs dans la circonférence. Loin donc que l'Electricité foit propre à defobftruer les vaiffeaux, elle les obftrue encore plus qu'ils ne pouvoient l'être.

L'Auteur me force ici à oppofer M. *Nollet*, à M. *Nollet*. En fuppofant vrai ce qu'il

_____

(*a*) C'eft affurement à regret que je m'exprime avec cette liberté, en parlant de M. PARIS : mais il m'y oblige ; & s'il s'étoit donné la peine, quand il s'autorife de quelque Auteur, d'indiquer l'endroit où il en a pris tel ou tel paffage, comme le font tous les Ecrivains fes Confreres, je me ferois bien gardé de prendre ce ton auprès d'un des hommes que j'eftime le plus par les feuls fentimens de probité, dont on le voit d'ailleurs faire profeffion ; en qui j'honore des talens propres à enrichir la Médecine qu'il exerce, s'il continue de les cultiver ; à qui enfin je fuis cependant affez attaché, pour me croire permis d'en agir avec lui auffi familierement que *Ciceron* avec *Fabius* (Epift. 1.)....
Viro optimo, & homine doctiffimo familiariffimè utor, mirificèque cum diligo.

lui fait dire, je vois dans la doctrine de ce
maître en physique, une contradiction manifeste. Si l'Electricité desobstrue les vaisseaux, & les purge de ce qu'ils peuvent contenir de vicieux, ce n'est certainement qu'à
la faveur des pores : c'est du moins l'idée que
cette manière de purgation présente, &
qu'on doit naturellement s'en faire. Or, les
vaisseaux étant desobstrués par ce méchanisme, le corps, après l'électrisation, doit
avoir perdu au moins un peu de son poids ;
cependant le même M. *Nollet* dit (*a*), *l'ex-*
périence a toujours fait voir que les corps,
pour la plûpart, peuvent être électrisés
autant & si long-tems qu'on le veut, sans
souffrir aucun déchet sensible.

Que ce passage est contraire à celui que
l'Auteur attribue à M. *Nollet !* Quoiqu'il
en soit, s'il est vrai que ce célébre Physicien
ait été persuadé que les malades peuvent
retirer quelque service réel de l'Electricité,
il a si fort rabattu de la bonne opinion qu'il
en avoit, depuis qu'il a lui-même éprouvé sa
malfaisance, comme il conste par un papier
public (*b*), qu'il dit (*c*), comme pour en
inspirer un juste éloignement à ceux qui
pourroient ne la pas connoître par ses effets :
La commotion peut être assez violente pour

(*a*) Leçons de physique expérim. tom. VI. p. 245.
(*b*) Mémoires de Trévoux, Juin 1746. art. LXIX.
p. 1327.
(*c*) Leçons de physique expérim. tom. VI. p. 484.

tuer les animaux ; & ceux qui périssent ainsi, se trouvent après la mort dans l'état de ceux qui sont foudroyés par le tonnerre. Quel remede pour desobstruer les vaisseaux !

Il est peu de Médecins Physiciens, dit l'Auteur (a) *qui desavouent les prodiges que l'art de guérir retire de l'Electricité sur les paralytiques ; plusieurs s'en sont assurés par leur propre expérience ; & ceux qui en douteroient, n'auroient, pour s'en convaincre, qu'à jetter les yeux sur les cures admirables que les plus grands hommes de notre siécle nous ont communiquées.*

Ceux d'entre les Médecins Physiciens, quelque petit qu'en soit le nombre, qui desavouent les prodiges que l'art de guérir retire de l'Electricité sur les paralytiques, ont pour eux le bon sens ; la folie est pour la multitude : c'est-là un fait qui est démontré par l'expérience. Pour en donner cependant encore la plus foible de toutes les preuves, je demande en passant, s'il est possible de trouver quelqu'un qui manie mieux que M. l'Abbé *Nollet* la machine électrique, depuis plus long-tems, avec de meilleurs principes & plus d'intelligence? Or, cet Auteur, comme on l'a déja vu plus haut, a essayé, de concert avec M. *Morand*, aussi grand Physicien que Chirurgien, de guérir des paralytiques par l'Electricité ; mais quel en a été le fruit? *Zero*.

(a) Dissert. physico-med. p. 16.

S'il n'y a que peu de Médecins qui defa-
vouent ces prodiges, donc le plus grand
nombre les avoue! Qui font donc ceux-ci?
& pourquoi eft-ce que l'Auteur nous fait un
myftère de leur nom & de leurs ouvrages?
Ce procédé doit avoir fait naître dans les
efprits plufieurs idées différentes; quant à
moi, il ne m'en eft venu qu'une : c'eft que....
je ne veux pas tout dire. Hé puis! le moyen
de jetter les yeux fur des cures admirables,
dont on nous cache les objets, & ceux qui
les ont décrites? Je ne puis pas affurer avoir
jamais eu entre les mains un feul des Auteurs
que M. P A R I S affecte de nous taire; je
fçais feulement qu'il en eft très-peu que je
ne connoiffe; & que, quoique j'en aye
beaucoup lû de tous les tems & de tous
les pays, je n'ai vû aucune trace des cures
admirables en fait d'Electricité fur les paralytiques, que les plus grands hommes de notre
fiécle, à ce qu'il dit, nous ont communiquées.

Soit cependant, contre toutes les apparences, que quelqu'un ait écrit avoir fait des cures
admirables dans cette efpèce de maladie,
avec le moyen en queftion, il s'agira toujours de fçavoir fi l'Auteur n'eft pas trop
bon de s'arrêter à tout ce qu'il trouve, fans
examiner feulement fi on ne lui tend pas un
piége. Il ignore apparemment qu'il n'y a
rien en général de moins fidéle que les obfervations; & qu'avant d'adopter les hif-

toires imprimées des maladies & de leur cure, elles doivent être difcutées. Peut-on, par exemple, croire aveuglement, à moins d'être tout-à-fait dépourvu de lumières naturelles, le reçit qu'un Médecin Ecoffois nous fait d'un accouchement par le fondement? Ce que rapporte un Chirurgien de Paris, de la réunion d'un nez coupé d'un coup de dent, quoique fon bout eût été foulé dans la boue pendant un tems confidérable &c. ? La plûpart des Ecrivains, fans compter M. PARIS, perfuadés qu'il y a des Lecteurs de bonne compofition, & dont la digeftion eft aifée, les prennent tous pour des autruches. Pour ce qui me concerne, ils ne m'en impoferont jamais facilement; & j'ajouterai toujours plus de foi aux careffes de mon chien appellé *l'ami*, qu'aux propos de certains hommes (*a*).

(*a*) Cette efpèce de proteftation paroîtra fûrement révoltante ; maïs quand on fçaura qu'independemment de mille autres raifons affez fortes pour ne jamais changer d'opinion à ce fujet, j'ai vu, il y a peu, un prétendu ami en tromper par caractère un vrai, on l'envifagera d'une autre manière.

Le prétendu ami dont j'ai deffein de parler, l'inverfe parfait des amis de Monomotapa, qui mériteroit bien d'être nommé ici, pour que dans fon pays, fi cette note y parvient un jour, il fût regardé comme il en eft digne, ne voyoit jamais fon vrai ami fans lui donner, en apparence, des vives marques d'eftime. Que celui-ci étoit bon de fe perfuader que la fincere amitié lui attiroit ces témoignages ! Qu'il a été dupe de ne s'être pas rendu plus fin aux manières des hommes ! Voici le fait.

Diemerbroeck rapporte, dit l'Auteur (*a*), *qu'une femme paralytique depuis très-long-tems, fut guérie dans une horrible tempête*

Le nommé *Furet*, extrêmement défireux d'une réputation dans un genre, égale à celle qu'un de fes Confreres s'eft acquife dans un autre fans y penfer, tira de fa tête, il y a environ dix ans, l'idée d'une machine qui pût l'y conduire. Il en propofa d'abord la conftruction au vrai ami; il fe fervit enfuite de tous les droits qu'il croyoit avoir fur fa condefcendence pour l'engager à s'en charger.

Ce travail étoit d'une efpèce totalement oppofée au génie du vrai ami ; auffi, cette oppofition fut-elle le motif de fes premiers refus. Mais à quels efforts ne fe porte pas un honnête-homme quand il s'agit de rendre un fervice, furtout lorfqu'il y a lieu d'obliger, fans que le public en fouffre, une perfonne qui prie avec des marques de confiance ? Il fe vainquit donc ; il fe laiffa aller à des inftances qui dévenoient de jour en jour plus preffantes ; & s'appliqua enfin à tout ce que *Furet* exigeoit de lui, avec le même zéle que fi la chofe l'eût regardé.

La machine affez finie pour fortir de fes mains, le vrai ami n'avoit plus befoin que du miniftère d'un autre artifte, pour la mettre en état de remplir l'objet que *Furet* avoit en vûe. On la remit donc tout de fuite à quelqu'un de compétant, & la dernière façon qui lui étoit néceffaire fut commencée avec diligence.

Par une de ces contradictions dans le caractère, dont heureufement les exemples ne font pas fréquens, la machine que *Furet* avoit demandée, comme devant lui ouvrir la voie de la célébrité, ne lui parut plus que l'agent le plus propre à l'en éloigner. Dès-lors, quelle ne fut pas fa peine ! Que ne fit-il pas à l'infçu du conftructeur de la machine, à qui il n'avoit cependant qu'à s'expliquer pour qu'il ne fût plus queftion de rien, d'abord pour en fufpendre, enfuite pour en arrêter tout-à-fait l'apparition ! Il n'y a aucune forte de fouterrain

(*a*) Id. ibid.

par la foudre qui l'environna de partout ; &
dont la cause ne peut être attribuée qu'à l'é-
nergie de la matière électrique.

Voilà certes une admirable cure ! Mais ce
n'est ni *Diemerbroeck*, ni aucun autre Médecin qui l'a faite : c'est le tonnerre. Cependant, si je ne me trompe, il s'agit de l'E-
lectricité opérant des cures en Médecine par
l'industrie humaine , non pas de celle qu'un

qu'il ne mît en usage pour y réussir ; & sans un moyen
extrême qu'il employa , peut-être n'en seroit-il jamais
venu à bout.

Ce moyen fut la médiation du prétendu ami dont j'ai
parlé plus haut. *Furet* l'approcha , en fit son intime ,
enfin l'ayant mis dans ses intérêts, ce prétendu ami;
sans faire attention qu'en se montrant pour *Furet* , dont
il ignoroit exactement tout excepté la figure, il porte-
roit un rude coup au cœur du vrai ami dont les bons sentimens lui étoient connus; sans se ressouvenir même
qu'il devoit à ce dernier les premiers élemens d'une
profession qui lui fournit amplement dequoi briller &
dequoi vivre , il n'est point de demarches qu'il ne fit
auprès de qui de droit , pour être utile à l'un, au pré-
judice de l'autre.

Le prétendu ami parvint enfin à son but, qui étoit plus
de nuire au vrai, que de servir *Furet*. Mais ce qui mit
le comble à sa noirceur, ce qui le rendroit odieux principalement dans la Ville où il réside si seulement je le
désignois, c'est qu'il toucha la main au vrai ami, le
rencontrant quatre jours après dans les rues, avec cet
air d'affabilité qu'un fourbe sçait si bien feindre.

Lecteur voilà l'action qui acheve de me mettre en défiance contre les propos de certains hommes; voilà le
trait décisif qui me fait adopter, & poser comme un
principe certain la pensée des vers suivans :

Chacun se dit ami, mais fou qui s'y repose,
Rien n'est plus commun que le nom,
Rien n'est plus rare que la chose.

météore peut faire en éclatant ; on nous parle de l'Electricité artificielle, non pas de la naturelle ; & pour nous engager à recourir aux bons effets dont on prétend que la première forte eft capable, on ne nous rapporte que les prétendus prodiges de la feconde. Peut-on, en écrivant, n'avoir d'autre but que celui d'écrire (*a*) ! Eft-il permis de fe jouer ainfi de la confiance avec laquelle òn achete un livre? J'avoue que j'aurois du regret à mon argent, fi celui-ci m'avoit feulement coûté une obole ; & quoi qu'on dife que quand il s'agit d'un préfent, il ne faut pas être fi difficile, néanmoins comme la differtation qui en eft la matière n'eft pas à mon feul ufage, & que d'autres pourroient bien fe guider, les yeux fermés, par ce qu'elle contient, j'en dois rendre notoires jufqu'aux moindres défauts que j'y obferve.

Diemerbroeck rapporte &c. ! Hé, où ce

___

(*a*) *Juvenal*, à raifon de la frivolité des fujets dont les Poëtes Romains s'occupoient de fon tems, leur a reproché de faire trop peu de caś du papier ; & de ne le regarder que comme une chętive matière) jun. Juven. Lib. 1. Sat. 1.). M. Paris ne l'eftimant pas plus que ces Auteurs, felon les apparences, je laiffe un moment l'endroit où j'en fuis de fa differtation, & reviens au titre, pour voir s'il n'y auroit pas exprimé, par une épigraphe, combien il le méprife, comme il y a lieu de le croire..... Mais il n'y en a point. Que faire ! j'y fuppléerai, fi cela ne lui déplait pas; & celle qui me paroit y convenir le mieux, eft ce paffage de l'ancien Poëte cité :

· · · · · · · · · · *ftulta eft clementia*
· · · · · · · · · · · · · · *peritûræ parcere chartæ.*

Médecin rapporte-t-il donc un fait de cette singularité ? La foudre étant bienfaisante pour la première fois depuis qu'elle est créée, c'étoit bien le moins que M. PARIS justifiât la notice d'un trait aussi heureux, qu'unique, en le communiquant ; sauf à nous d'examiner ensuite, si l'Auteur dans lequel il l'a puisé, est d'une probité à pouvoir compter sur sa parole. Mais cette femme, la plus fortunée qui ait jamais été en pareille rencontre, ressentit apparemment, d'abord après une si épouvantable fulmination, un feu interne dévorant : car c'est le propre du fluide électrique mis en action, de beaucoup échauffer les corps animés dans lesquels il se développe.

Je dirai pourtant là-dessus que, traversant le 13 Août 1748, par un tems à-peu-près semblable, une vaste plaine située entre un village appellé St. Laurent, près du Var, & la ville de Grace, accompagné d'un Paysan qui étoit paralytique d'un bras, la foudre éclata si près de nous, & nous enveloppa si fort dans sa flamme, que, loin d'en être électrisés, & par conséquent échauffés ni l'un ni l'autre, nous en restâmes plus d'une heure aussi froids qu'une pièce de glace ; de plus, que le Paysan ne fut pas guèri de sa paralysie, ni moi d'une dartre que j'avois sur le dos d'une de mes mains, quoique l'Electricité soit spécifique pour entraîner, à ce que les plus grands Physiciens nous affurent, dit l'Auteur (a), une partie des fubftances qui fe trouvent dans les vaif-feaux excrétoires.

L'Electricité eft donc un remede très-dou-teux pour les paralyfies, fi elle n'eft pas mal-faifante. Eft-elle plus propre pour la guèri-fon des hémorrhoïdes, où l'Auteur la croit fi efficace ? Cela eft encore tout au moins fort incertain ; & cet Auteur qui, pour nous en faire fentir le prix, nous dit que les dif-fections anatomiques lui ont manifefté l'en-gorgement de la veine porte, dont l'affec-tion hémorrhoïdale eft la caufe, affure néan-moins, après avoir fait en Médecin le ma-gnifique étalage des remedes, tant internes, qu'externes, que les plus grands perfonna-ges de fa profeffion appliquent à ces mala-dies, que (b), *l'Electricité rempliroit ce point de vûe ; & que l'expérience favorifant fon opinion, vient au fecours de l'hypothèfe.*

Pour la bien affeoir, cette hypothèfe, & lui donner tout le poids poffible, il rapporte un fait dont il a été perfonnellement l'objet ; & dit (c) *étant moi-même, il y a quelque tems, fujet à un flux hémorrhoïdal erratique, je fouffrois les douleurs les plus aigues. Les bains de vapeurs, les narcotiques mêmes, n'ayant pû me foulager, je refolus me faire faigner pour calmer ces vives douleurs, en*

(a) Id. p. 15.
(b) Id. p. 23.
(c) Id. p. 24. & fuiv.

diminuant la tention des parois des veines hémorrhoïdales internes. Cinq ou six heures après la saignée, le hazard me procura une machine électrique; j'offrois à plusieurs personnes de se faire électrifer; mais aucun ne voulut éprouver une pareille sensation, s'imaginant que l'effet en étoit très-terrible. Pour leur persuader combien leur crainte étoit mal fondée, je me soumis à l'opération. Le fluide électrique ne fut pas plutôt développé chez moi, on ne m'eut pas plutôt tiré des bluettes, que mes hémorrhoïdes, qui étoient d'un volume prodigieux & très-considérable, diminuerent sensiblement. Quelques minutes après m'être retiré, me sentant très-soulagé, je recommençai la même chose; & le peu de tems que dura la manœuvre, suffit pour me dissiper entièrement les douleurs. Le lendemain les hémorrhoïdes fluerent abondamment; ce flux continuant plusieurs jours sans aucune douleur, me soulagea très-sensiblement. Quoique je fusse persuadé que je ne devois ce calme qu'à l'Électricité, je présumois que la saignée pourroit y avoir beaucoup contribué. Étant attaqué quelque tems après de la même maladie, je ne balançai pas à me faire électrifer, pour m'assurer si c'étoit à la saignée ou à l'Électricité, que j'étois redevable de ma précédente guèrison. N'ayant donc point fait précéder la saignée, comme auparavant, je ressentis le même soulagement; & le flux parut le *même jour. Plufieurs perfonnes auxquelles j'ai confeillé l'Électricité en pareil cas, en ont reffenti les mêmes effets.*

Un flux hémorrhoïdal erratique ! Ne diroit-on pas que l'Auteur parle ici d'une fièvre intermittante qui paroiffoit ordinairement à des heures marquées ; & qui, je ne fçais par quel derangement dans la machine, s'eft écartée de la régle qu'elle obfervoit ! Un flux hémorrhoïdal eft toujours erratique ; il doit du moins l'être pour foulager les malades fans les épuifer ; tantôt il va ; tantôt il ne va pas ; ainfi cette forte de flux n'eft point une efpèce particulière qui doive être nommée par cette épithète. Hé ! puis, quand les hémorrhoïdes fluent, donnent-elles des douleurs aigues ; & eft-on par conféquent dans le cas de recourir aux bains de vapeur, & aux narcotiques ?

Je crois, certes, à ne m'en tenir qu'à la première des conjeétures que la circonftance fait naître, que l'Auteur s'égaye ; je m'imagine que fe promettant de m'engager à critiquer fon Livre (*a*) ; je penfe

____

(*a*) Quelque dégoût que je me fois toujours fenti pour la compofition d'aucune forte d'ouvrage polemique, j'ai eu néanmoins la condefcendence de m'y livrer par rapport à la *differtation phyfico-medicinale* dont il s'agit.

A peine fon Auteur fut arrivé de Paris, qu'il accourut chez moi pour me faire fes embraffades, & recevoir les miennes. Nous refferrâmes les nœuds de l'amitié qui nous attachoient avant fon voyage ; & tous les

encore , que , prévoyant l'épigraphe qui
eſt à la tête de cet objet de ſes déſirs les plus
empreſſés , il s'eſt propoſé de juſtifier en
même-tems , l'épigraphe & la critique.

témoignages de ſatisfaction de ſe revoir , donnés &
rendus de part & d'autre , les nouvelles littéraires
devinrent enfin la matière de notre converſation. Entre
autres dont M. PARIS voulut bien m'entretenir , il
m'apprit , non ſans quelque aigreur , le peu de cas que
l'Académie Royale de Chirurgie venoit de faire d'un
morceau de ſa façon ſur l'Electricité rélative à la Médecine , qu'il avoit préſenté en perſonne & comme
Médecin , à cette compagnie.

Quoique l'Auteur eût dû ſe tenir pour dit par cet
accueil , que ſon ouvrage n'étoit pas d'une ſupériorité
à s'en attirer un plus diſtingué , il s'en étoit fait cependant une ſi haute idée qu'il pouſſa l'illuſion juſqu'à ne voir autre choſe dans le ſilence qu'on avoit
gardé ſur ſon écrit , que l'effet d'une prétendue jalouſie
de métier , de ſorte que pour en mettre le mérite idéal
ſous les yeux du public , il imagina de le donner à imprimer , & de me porter à en faire la critique au ſortir de la preſſe , afin qu'il parvint plus ſurement à devenir célébre : je doute que ce moyen lui réuſſiſſe.

Né avec un rebut décidé pour ce genre , je m'en
défendis long-tems. Cependant les inſtances de l'Auteur furent ſi vives , & ſi ſouvent repetées , qu'à la
fin je promis de le ſatisfaire , pour peu que l'ouvrage
donnât de priſe. Dès qu'il eut vû le jour , l'Auteur
m'en remit un exemplaire ; je le lûs & relûs pluſieurs fois ; j'y trouvai beaucoup plus à dire que je
ne m'y étois attendu ; & pour l'obliger , je pris la
plume.

Cependant ſans ceſſer d'être animé par ce motif en
commençant d'écrire , j'avouerai que je me ſentis
enſuite preſſé à cela par un autre : ce fut de montrer
à mes concitoyens l'abîme de malheurs où ils ſe plonge-
roient s'ils ſe livroient aveuglement à un ſyſtême d'autant plus ſéduiſant , qu'il étoit imaginé par un Médecin

Quoiqu'il

Quoiqu'il en foit , à quoi bon cette faignée qu'il dit s'être fait faire ? & pourquoi tenter de calmer des douleurs que vraifemblablement il ne fouffroit pas , fi les hémorrhoïdes fluoient en effet ? Car les douleurs qu'on endure dans ces maladies ne viennent que de la divulfion que les tuniques des veines hémorrhoïdales éprouvent à l'occafion de leur engorgement ; & puifque , de l'aveu de l'Auteur , fes hémorrhoïdes fluoient , les tuniques de ces veines ne devoient être , ni gorgées , ni tendues ; mais on va voir que ceci eft combiné le plus mal du monde.

L'Auteur dit s'être fait électrifer : tant pis pour lui ; qu'il n'y retourne pas. J'ai affez mis de terribles exemples fous fes yeux, pour qu'il ne fe diffimule plus le danger de cette opération. C'eft bien le moins qu'il foit fur fes gardes , en ce qui le concerne fpécialement ; que dans les maladies auxquelles il eft fujet , il ne faffe pas affez peu de cas de

qui a déja fçu d'ailleurs fe rendre digne de toute leur confiance. Comment ! me dis-je alors moi-même , je puis bien mériter tout à la fois, & de l'Auteur, & du public ! Hò ! Voilà trop d'intérêts réunis, pour que je ne me hâte.

Lecteur , voilà l'origine de cette critique ; voilà ma juftification auprès de l'Auteur, s'il trouve que j'épluche un peu trop fon fyftême. Chacun a une manière qui lui eft propre d'envifager & de préfenter les chofes; pourquoi n'aurois-je pas auffi la mienne ? C'étoit donc à M. Paris à tâcher de la connoître avant d'y avoir recours. Au furplus , c'eft uue critique qu'il m'a demandée ; & il ne doit pas ignorer qu'une critique ne fut jamais un éloge ; en tout cas, ce n'eft pas ma faute.

F

fon individu, pour en confier la confervation au rifque des épreuves ; & que s'agiffant de fon propre intérêt, il fe rende au plus fage de tous les confeils : *fili in tua infirmitate ne defpicias te ipfum* (*a*). Il dit, de plus, comme on l'a vu, qu'après avoir effuyé les effets de la machine électrique, fes hémorrhoïdes, qui étoient d'un volume prodigieux, diminuerent fenfiblement, fans dire de quelle manière.

De ces deux terminaifons, une eut pourtant lieu : ou elles fe réfolurent, ou elles finirent par des crévaffes. Si elles fe réfolurent, effet qui ne peut pas être celui de l'Electricité, je fuis furpris que quelque tems après s'être fait électrifer, il n'ait pas pris congé de la terre : car la réfolution, en pareil cas, eft une délitefcence ; la délitefcence conduit à la metaftafe, & la metaftafe à la mort, fi on ne pare le coup par des révulfifs convenables. Si elles finirent par des crévaffes, effet propre de l'Electricité, pourquoi fe faire électrifer, puifque les hémorrhoïdes fluoient déja, & qu'un flux de liqueurs en pareille circonftance fuppofe des crévaffes ? J'avoue franchement que je ne comprends rien à tout ce conte ; l'Auteur s'y contredit pour ainfi dire à chaque mot, ne s'y entend pas lui-même ; & puifque, par une conféquence naturelle, il n'eft pas poffible qu'il ait le talent de s'y faire

_____
(*a*) Lib. Eccléfiaft. cap. 38.

entendre, il devoit du moins y paſſer ſi
légerement deſſus, qu'on ne pût pas ſeulement s'en appercevoir. Mais ſa diſſertation
auroit été plus courte de deux pages & demi :
deſagrément qui n'auroit pas été peu conſidé-
rable pour un Auteur qui eût voulu débuter
par un plus gros volume.

*C'eſt ſur de pareilles expériences réïterées
pluſieurs fois, & ſur diverſes perſonnes*, dit l'Auteur (a), *que j'oſe regarder l'Electricité comme une très-grande reſſource en pareil cas.* Je n'examine point
ici ſi l'Auteur s'eſt réellement fait électriſer
pluſieurs fois à l'occaſion de ſes hémorrhoïdes, ni ſi ſon exemple a été ſuivi par diverſes autres perſonnes ; il y a des choſes,
au ſujet deſquelles il eſt prudent de n'être
pas trop curieux, ne fut-ce que pour n'être
pas expoſé à la deſagréable néceſſité de faire
voir aux gens, qu'ils repaiſſent de leur mieux
leur imagination. Je dirai ſeulement avoir
connu des perſonnes montées de manière,
qu'à force de répéter une hiſtoire de leur invention, elles étoient parvenues à la fin,
à être fermement perſuadées de la certitude
des faits qui n'avoient jamais exiſté que dans
leur tête.

Soit, cependant, que ces expériences
ayent été faites, quoiqu'il ſoit prouvé par
un compte de clerc-à-maître que l'Auteur n'a

(a) Diſſert. phyſico-med. p. 26.

F ij

jamais exercé fa profeſſion que dans Arles &
ſon territoire ; & qu'avant ſon imprimé il
n'y avoit en ladite Ville d'autre machine
électrique que celle d'un Phyſicien ex-Jeſuite
qui ne l'a jamais faite agir ſur aucun malade,
il convenoit toujours, ce me ſemble, que
pour accréditer une épreuve dont les effets
paroiſſent ſi diamétralement oppoſés aux
vûes qu'on doit avoir dans la cure des hémorrhoïdes, il citât les perſonnes qui s'y
ſont ſoumiſes ; qu'il indiquât poſitivement le
tems où elles ont été électriſées, & les témoins de leur acte d'imbécilité : car n'en
étant pas des tumeurs hémorrhoïdales comme de la vérole, ou de toute autre maladie qui rend les gens des objets de rebut
dans la ſociété, ces même perſonnes ne
rougiroient pas d'être nommées. Or, l'Auteur n'en ayant rien fait, quelle foi peut-
on ajouter à tout ce qu'il débite ?

Malgré l'incertitude dans laquelle il laiſſe
le Lecteur ſur la vérité de ces expériences ;
malgré le peu de fond qu'il y fait peut-être
lui-même, il dit qu'il oſe regarder l'Electricité comme une très-grande reſſource
dans la cure des hémorrhoïdes, c'eſt-à-
dire comme une opération d'une efficacité
à en guèrir radicalement tous ceux qui y ſont
ſujets. L'Auteur oſe beaucoup ici ; il ne ſe
ſouvient plus apparemment d'avoir avancé
plus haut (a), qu'il eſt *bien loin de pro-*

(b) Id. p. 3.

pofer *l'Electricité comme un remede infailli-ble* ; que ne s'en tenoit-il là.

Un Médecin qui ne fe conduit que par la voix de la divine Sageffe, peut-il ignorer qu'il n'y a rien de falutaire dans les effets de l'épreuve que M. PARIS nous vante : *Non eft in illis medicamentum* (*a*) ; ne doit-il pas toujours craindre de manquer à l'ordre fuprême, qui défend non-feulement de s'a-veugler foi-même fur fes propres erreurs, & de s'expofer par-là à en être la victime, mais encore de donner des préceptes & des exemples évidemment capables d'entraîner à une perte affurée tous ceux qui ont la fim-plicité de trop écouter, & de trop imiter : *Nolite zelare mortem in errore vitæ veftræ, neque acquiratis perditionem in operibus ma-nuum veftrarum* (*b*) ; en un mot, un Médecin prudent regarda-t-il jamais un remede qui n'eft prefque pas connu, qui opére par des principes obfcurs, comme une très-grande reffource dans la cure d'aucune maladie, s'agiffant furtout de l'appliquer aux déran-gemens d'une machine dont il eft impoffi-ble de voir jouer les refforts, & fur la vraie conftitution particulière defquels il y aura toujours un voile impénétrable à l'homme, quelque fagacité qu'il ait reçu de la nature ? Si une pareille trouvaille étoit faifable, fi l'on parvenoit donc un jour à découvrir des

(*a*) Lib. fapient. cap. 1.
(*b*) Id. ibid.

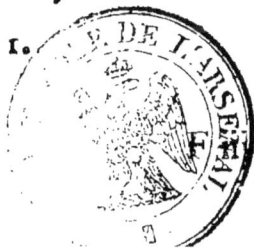

remedes d'une reſſource auſſi ſûre pour chacune des maladies capitales, que celui qui
nous eſt propoſé aujourd'hui pour les hémorrhoïdes, on ne mourroit certainement plus,
du moins que de vieilleſſe : quelle ſatisfaction pour ceux qui ſont attachés à la vie !
Mais revenons au ton ſur lequel l'Auteur
nous parle.

J'oſe regarder ! Il s'en faut de beaucoup
qu'*Hippocrate*, & les Médecins qui ont autant de bon ſens & de ſcience qu'en a eu
ce reſpectable Ancien, ayent été ſi oſés ;
ſe ſoient exprimés avec cette hauteur à
l'égard d'aucun reméde, à moins qu'il n'ait
été queſtion de quelque ſpécifique ; encore
ce n'a été qu'avec toute la modeſtie que
doit inſpirer l'inſuffiſance des lumières humaines ſur la différence des âges, des ſexes,
des conſtitutions ; ſur l'infinie diverſité des
principes des médicamens, ſur leur nature
particulière, & ſur la variété des réſultats
que leurs différentes combinaiſons doivent
produire. Ce ton eſt le partage des charlatans ; ce n'eſt qu'à eux qu'on paſſe de le
prendre ; ce n'eſt qu'eux qui le prennent
en effet : auſſi, combien ne leur voit-on
pas faire des bévues ! Examinons pourtant,
puiſque nous y ſommes, comment l'électricité peut être une très-grande reſſource
dans les hémorrhoïdes.

Sans entrer dans les cauſes premières de
cette maladie, pas même dans la cauſe

efficiente ; fans differter fur le caractère d'un fang qui tend à s'arrêter , ni fur la laxité des tuyaux qui favorifent ce penchant ; fans me jetter, en un mot, dans des détails d'où on penfe peut-être que je me tirerois fort mal, parce que je ne fuis que Chirurgien, & que comme tel, je ne ferois ni le premier, ni le feul à y rien entendre, je me les interdis fans peine, pour ne difcuter que fon effence, rélativement aux effets de la machine électrique.

Une tumeur hémorrhoïdale eft l'engorgement d'un, ou de plufieurs de ces petits rameaux, foit de la veine fplenique, foit des veines iliaques qui fe diftribuent au rectum & à l'anus : engorgement formé par un fang qui, devenu prefque folide par la diffipation d'une grande partie de fa férofité, le devient encore davantage par celle que fa féqueftration lui occafionne. Ce fang, dans un tel état, & faute d'ailleurs de recevoir de la part des tuniques des tuyaux où il féjourne, affez de preffion pour le faire aller en avant, a befoin d'un côté, de délayans ; & de l'aut', d'un reffort qui le pouffe. Je ne r'attacherai pas ici à montrer les moye' qu'on emploie pour remplir ces deux indications : ce n'en eft pas ici le lieu ; je vais voir feulement fi l'Electricité, fuivant les notions reçues au fujet de â manière d'agir, peut par elle-même délayer & rétabli-

F iv

la circulation du fluide qui conftitue l'hé-
morrhoïde. Je ferai court.

Quoique je puffe fort bien prouver que le
fluide électrique mis en action dans nos
corps, ne s'y développe que comme la matière de la lumière, & qu'il ne peut pas,
par conféquent, produire les effets que l'Auteur lui attribue, je dirai pourtant, pour ne
pas m'écarter du fyftême que l'Auteur a
adopté, & quoique je mente évidemment
en partant d'un principe fi fecond en erreurs, que ce fluide agit en pouffant du
côté des émonctoires. Soit donc que cela fe
paffe ainfi, au lieu de délayer les liqueurs
cantonnées dans les vaiffeaux hémorrhoï-
daux, il doit les y cogner encore plus; au
lieu de fortifier les tuniques qui, fur le point
de perdre tout-à-fait leur reffort ne ceffent
de fe prêter à l'engorgement, cette opération en détruit toujours plus le ton, les
amincit de façon, qu'à la fin elles crévent, manquant entièrement de confiftance;
& fans compter que de cette méthode de remedier aux hémorrhoïdes peuvent naître des
iftules, le malade qui en a été l'objet tombe
dans un tel état d'épuifement, qu'il ne s'en
tire jamais qu'à la longue, & qu'avec peine. Voila donc un remede qui, par cela
feul, ne mérite guère la bonté qu'a l'Auteur de s'en déclarer le patron.

Mais ce prétendu remede ne foulageant
les perfonnes attaquées d'hémorrhoïdes,

qu'en crévant leurs tumeurs de cette espèce,
ne feroit-il pas mieux, au lieu de l'employer, de fe fervir de la lancette ? on en
jugera par le parallele. Cet inftrument, tranchant comme il eft, fait toujours une ouverture nette & d'une étendue convenable, par
conféquent d'une efpèce à foulager promptement les malades, & à les mettre à couvert du rifque d'une fiftule. L'Electricité, au
contraire, ne vuide les tumeurs hémorrhoïdales que par des déchirures, dont les
bords font toujours frangés, & par des ouvertures infuffifantes au parfait écoulement
de liqueurs dont elles font formées ; elle
n'opére donc que d'une manière incapable
de terminer pour le préfent les maux qu'on
fouffre ; & très-propre à en fomenter pour
l'avenir de plus cruels encore. Choififfez
maintenant, Lecteur, entre le mal & le
bien phyfique.

Après avoir montré que l'Electricité n'eft
pas une auffi grande reffource dans la cure des
hémorrhoïdes, que l'Auteur ofe le promettre, j'ai encore à voir fur quel principe il fe
fonde pour affurer que cette opération feroit
falutaire aux femmes, dont les menftrues
font fupprimées. *Il eft fûr*, dit-il (*a*),
*qu'elle feroit auffi très-avantageufe, pour pro-
curer le flux menftruel au fexe.* Il eft encore
plus fûr, qu'elle ne le feroit tout au moins

(*a*) Differt. phyfico-med. p. 26.

qu'à l'égal de ce qu'eſt la queſtion extraoïdi-
naire pour les ſcélerats qui ſe ſont mis dans
le cas de la rigueur des loix : car peut-être
tueroit-elle les femmes.

Ce n'eſt point là un ſyſtême chimerique,
continue l'Auteur (*a*) : Ho ! non ; qu'eſt-ce
donc ? un ſyſtême pitoyable ? C'eſt plutôt
cela qu'autre choſe. *On a vû pluſieurs fem-*
mes chez qui elle a opéré merveilleuſement à
cet effet (*b*) ! On en a donc vû auſſi tout
au moins pluſieurs autres chez leſquelles elle
n'a pas opéré cet effet ? en voilà donc aſſez
pour qu'on s'en défie. Cependant avant
d'examiner s'il eſt vrai que l'Electricité ſeroit
très-avantageuſe pour prouver le flux menſ-
truel au ſexe , voyons tout premierement,
s'il ne ſeroit pas beaucoup mieux de ne faire
aucun remede aux femmes qui ſont malades
de cette ſuppreſſion.

Je laiſſe les cauſes finales généralement admiſes, au ſujet de ce ſang que les
femmes perdent tous les mois par les voies
naturelles ; j'établis ſeulement comme un
principe certain , que ce flux n'a lieu que
parce que les vaiſſeaux deſtinés aux purga-
tions menſtruelles , s'en trouvant très-gorgés ,
leurs tuniques s'étendent ; & qu'à travers
leur tiſſu , ou leurs mailles , ce ſang s'é-
vacue. Or, étant néceſſaire que ces tuniques s'étendent, le meilleur de tous les reme-

(*a*) Id. ibid.
(*b*) Id. ibid.

des ne feroit-il pas celui qui leur donneroit
de l'aptitude à l'extenfion, ou qui les relâ-
cheroit affez, pour qu'elles fe prêtaffent fans
réfiftance à la crue du fang dans les cavités
dont elles font les parois? Ne feroit-il pas
mieux, par conféquent, de vivre de manière à ne les pas deffecher & roidir, que
de faire des faignées, qui diminuent toujours, par quelque partie du corps qu'on les
faffe, la crue du fang & la force de fes
colonnes; que de donner aux malades d'autres remedes qui déteriorent plutôt la conftitution, que de procurer ce flux; que de les
foumettre enfin à l'Electricité qui leur eft
évidemment nuifible? L'Auteur, felon les
apparences, n'eft pas de cet avis; & per-
fiftant dans fon opinion, il continue, en
difant (a), *détaillons cet important fujet,*
puifque cette évacuation n'eft produite que
par le développement du fluide électrique.
S'exprimer ainfi, c'eft fuppofer en fait, ce qui
pourroit tout au plus être mis en queftion;
mais ce n'eft pas la peine de s'arrêter à difcuter une affertion auffi vague; pourfui-
vons.

C'étoit à l'empire de la Lune, dit-il (b),
qu'elle (l'évacuation périodique du fexe)
étoit attribuée dans les tems les plus réculés.
Parmi les premiers partifans de cette opi-
nion, on doit citer Erafiftrate, que le célé-

(a) Id. ibid.
(b) Id. ibid. & fuiv.

bre *Mead a fuivi parmi les modernes* ; *mais l'expérience journaliere détruit ce fyftéme, puifqu'il n'eft aucune phafe de la Lune, où cette évacuation périodique ne fe manifefte. La chymie fit naître une autre opinion, foutenue par les illuftres Diemerbroeck, Degraaf, Verrheyen, Hoffman.* On fuppofoit un *ferment dans l'uterus qui brifant les orifices des vaiffeaux, laiffoit couler le fang menftruel. Ce fentiment fleuriroit encore, fi, au lieu de fuppofer on prouvoit l'exiftence de ce ferment. Les illuftres Freind, Pitcarnn, Kiel, Boerrhave & Galien, le plus ancien de tous, n'attribuoit* (l'Auteur a fans doute voulu dire, n'adoptoit) *pour caufe de cette évacuation, que la plethore. Ce fentiment, fi reçu aujourd'hui dans les écoles, feroit le plus probable, fi l'obfervation ne le détruifoit*, &c.

A l'exemple de *Paracelfe* qui, en prenant poffeffion de fa chaire de Profeffeur à Bâle, foutint follement que fon bonnet en fçavoit plus que *Galien* & *Avicenne* (*a*), l'Auteur commence, comme l'on voit, par rompre en vifière à tout ce qu'il y a eu d'Anciens & de Modernes célébres en médecine ; ce procédé eft peu honnête. Il débute par démentir les *Galien*, les *Diemerbroeck*, les *Méad*, les *Degraaf*, les *Verrheyen*, les *Freind*, les *Hoffman*, les

_____

(*a*) Nouveau Cours de Chymie, fuivant les principes de Newton & de Sthall, part. I. Difcours hiftor. p. XCII. & fuiv.

Pitcarnn, les *Kiel*, les *Boerrhave* ; & combat avec la dernière indécence l'opinion des premiers maîtres dans l'art de guèrir, fans refpeẛ pour ce qu'ils ont été, fans reconnoiſſance pour l'érudition qu'il leur doit, & fans égard pour le profond fçavoir que les vrais appréciateurs du mérite leur avouent encore. On lui pardonneroit cette incartade, quoiqu'avec peine, fi, au lieu d'un fyſtême, il donnoit quelque plaufibilité à l'idée la moins faite pour en recevoir, & dont il eſt néanmoins auſſi flatté, que fi elle préſentoit une vérité géométrique ; mais il s'en faut bien ; & fyſtême pour fyſtême, autant valloit-il laiſſer fubfiſter celui qui avoit la vogue.

Par le précis de ce fyſtême, que je ne comprends pas trop bien, tant il eſt embrouillé, & par rapport auquel je ne promets pas d'être plus clair, parce qu'il ne m'eſt pas poſſible d'y entendre la moindre chofe, je vois l'Auteur attribuer le flux périodique des femmes, d'une part, au développement qui fe fait en elles du fluide électrique (*a*) ; d'autre part, à la conſtitution plus ou moins lubrique qu'elles ont (*b*). Voilà deux caufes dont jamais perſonne ne s'étoit fûrement douté, & qui font en effet nouvelles ! Dieu veuille, pour l'honneur de celui qui les a inventées, qu'elles ne foient pas regardées comme le fruit d'un rêve.

(*a*). Diſſert. Phyfico-med. p. 29.
(*b*) Id. ibid.

I. Comment ! le fluide électrique qui ne se développe, & n'est mis en action que par les frottemens, n'opére sur les femmes qu'une fois le mois, tandis que les frotte-mens chez elles de solide à solide, & de fluide à solide, se font chaque jour & à chaque instant ? Cette cause a un air bien faux ; & est bien combinée de manière à tomber d'elle-même !

II. La constitution plus ou moins lubrique des femmes, fait disparoître, ou procure les régles ! cela est encore très-hazardé. On voit tous les jours, je ne sçais combien de femmes & de filles, avec un éloignement marqué pour les hommes, & qui n'en font pas pour cela moins bien réglées, quoi-qu'elles ne soient pas lubriques.

L'Auteur prend pour cause, ce qui n'est qu'effet ; & avec un peu plus de connoif-sances anatomiques & phisiologiques, il au-roit compris que non-seulement l'engorge-ment des vaisseaux de l'uterus, mais encore celui des corps caverneux, ne font pro-duits que par la compression que les mus-cles des parties génitales de l'un & l'autre sexe, irrités par l'acrimonie de la sémence qui follicite son évacuation, font sur les vaisseaux de ces parties. Mais quand on est obsédé du désir de mettre quelque chose du sien dans les sciences, on n'y regarde pas de si près. Pour peu qu'une idée rie, on la saisit, on la travaille : c'est-là l'ordinaire. L'Auteur, cependant, qui a la meilleure opinion du monde de son système, & qui veut, à quelque prix que ce soit, que ses confreres l'adoptent, l'appuye sur les observations suivantes.

1°. dit-il en manière d'aphorisme (*a*), *les femmes libidineuses, ont le flux plus fréquent & plus abondant, que celles qui sont d'une constitution froide.* Il n'y a rien là-dessus de fort certain ; & personne avant lui, que je sçache, n'avoit encore osé parler si affirmativement sur cet article : car il y a des femmes qui perdent peu, quoique fort amoureuses ; & d'autres qui perdent beaucoup, quoiqu'elles ne le soient point.

2°. (*b*) *Les femmes avancées en âge, perdent beaucoup moins.* Je le crois bien ; parce que plus on vieillit, plus les tuniques des vaisseaux perdent leur aptitude à s'étendre ; mais ce n'est pas parce qu'elles sont moins amoureuses. Quand l'Auteur aura réfléchi un peu moins indifféremment sur cet objet, il n'ignorera plus que les années sont un thermométre peu sûr, pour juger du dégré de l'amour ; & que parmi les femmes âgées, il y en a d'aussi lascives que parmi les jeunes.

3°. (*c*) *La tristesse supprime cette évacuation, & la joie la procure.* Tout cela n'est pas exactement sûr ; & l'Auteur qui en est pourtant persuadé, devroit donc nous expliquer par quelles loix ces phénomenes

(*a*) Id. p. 31.
(*b*) Id. ibid.
(*c*) Id. ibid.

extraordinaires arrivent. J'appelle ces phénoménes *extraordinaires*, parce que dans le
cours naturel des chofes, on ne les voit pas.
La tristesse ne supprime pas cette évacuation;
c'est la suppression de cette évacuation qui
jette les femmes dans la tristesse : on ne peut
pas être gai quand on est malade. La joie ne
la procure pas, non plus. Pour être joyeux,
il faut au moins être bien constitué : or,
fi on l'est mal, c'est-à-dire, fi l'évacuation
la plus essentielle pour les femmes est ar-
rêtée, peut-on être joyeux? Ce n'est donc
pas la joie qui procure cette évacuation;
c'est, au contraire, cette évacuation bien
réglée, & dans une juste abondance, qui
rend les femmes gaies.

4°. (*a*) *Les brutes, ainsi que les chien-
nes, ne sont sujettes à cette évacuation,
que lorsqu'elles sont en chaleur.* L'Auteur
fe trompe ; elles n'y sont pas sujettes du
tout, ni en aucune circonstance. Ce qui
peut lui avoir fait illusion, c'est qu'il a peut-
être vû une jeune chienne, qu'aucun mâle
de son espèce n'avoit encore approchée,
rendre quelques gouttes de sang après son
premier coït ; mais ce sang n'a été que la
marque de ses prémices, & non des prétendues régles que le rut attire. Quand on
fe donne pour observateur, c'est bien le
moins de l'être.

5°. (*b*) *Le flux est plus abondant, &*

(*a*) Id ibid. & fuiv.
(*b*) Id, p. 32.

plus

plus fréquent dans les pays chauds, quoi-
qu'on transpire davantage. Que n'ajoutoit-
il ici : qui ne voudra pas le croire, aille le
voir ; car avancer une chofe auffi inouïe,
fans la prouver au moins par raifonnement,
fans l'appuyer même de l'autorité des voya-
geurs, fi ce n'eft pas le dire formellement,
c'eft du moins faire penfer qu'on eft prêt
à le dire.

Le flux menftruel eft donc plus abondant & plus fréquent dans les pays chauds,
quoiqu'on y tranfpire davantage ! L'hyper-
bole eft forte. L'Auteur eft, il eft vrai, de
retour de Paris depuis environ un an ; mais
ne fe feroit-il point mis dans l'efprit que
c'eft d'un endroit tout oppofé ; par exemple,
du Chinouquas, du Gouriquas, du Heu-
faquas, &c. tous déferts habités par les
Hotentots ; & même du Cap de Bonne-
Efpérance, pays qui eft encore plus au-delà
du tropique du capricorne ? Cela feroit
plaifant ! Quoiqu'il en foit, n'ayant jamais
été moi-même dans ces contrées-là, je ne
puis pas lui nier le fait en forme ; mais je
puis bien en pefer la poffibilité par une
comparaifon qui eft à notre portée.

Si le plus ou le moins de chaleur des
climats que les femmes habitent, peut
mettre quelque différence effentielle dans le
flux menftruel, on doit s'en appercevoir
fans fortir de la France. Les Provinces de
ce Royaume qui font les plus oppofées, &
qui, par leur pofition, peuvent le mieux

G

montrer si la cinquième observation de
l'Auteur est juste, sont la Provence & la
Flandre. Par rapport à nous François,
celle-ci est au nord ; l'autre est au midi.
Or, j'ai été en Flandre ; j'y ai vû des
femmes & des filles malades, avec lesquelles j'ai été nécessairement obligé d'entrer dans des détails sur le sujet dont il
s'agit ; mais je n'ai pas trouvé qu'elles fussent moins bien réglées que les Provençales.
Ma profession m'a également mis à portée
d'en voir dans ma Province, qui est la Provence, même dans la partie la plus méri-
dionale, comme à Antibes, à Cannes ;
mais sans m'appercevoir qu'elles fussent,
ni plus abondamment, ni plus fréquem-
ment réglées que les Flamandes ; en un
mot, j'ai vû qu'à cet égard, c'est par-tout
à-peu-près de même ; & que les régles,
toutes choses d'ailleurs égales, durent de
six à huit jours, tant dans l'une que dans
l'autre Province.

Je fais grace à l'Auteur d'une foule d'autres raisonnemens qui acheveroient de réduire tout-à-fait à rien ses cinq observations journalières. Mon dessein n'est pas de
le dégoûter d'un genre qui gagnera toujours beaucoup par ses lumières ; & dans
lequel, plus il voudra faire usage de ses talens, plus il deviendra réellement utile à
sa patrie. Mais j'examinerai les faits qui
l'autorisent à regarder l'Electricité, comme
une opération spécifiquement propre à faire

percer les régles , ayant déja avancé , &
l'avançant encore ici (*a*) , *que le seul fluide*
électrique est le premier moteur de cette éva-
cuation. Pour arriver plutôt à ces faits , je
saute rapidement environ quatre pages, qui
ne consistent qu'en une théorie des plus
diffuses , où je ne vois presque que des
phrases sans expression , pour avoir trop
voulu y en mettre , & où les amphibolo-
gies fourmillent ; après lesquelles je trouve
une observation qui lui est propre.

Une Demoiselle âgée de 18. ans , y dit-il
(*b*) , *ressentoit des douleurs sourdes & gra-*
vatives aux régions lombaires ; se plaignoit
de legéres coliques & de grands maux de
tête. M'ayant consulté sur son état , je lui
demandai si elle étoit au tems de ses éva-
cuations périodiques. Elle me répondit affir-
mativement ; & m'ajouta que le mois passé ,
les évacuations s'étoient supprimées tout-à-
coup , pour avoir eu l'imprudence de mettre
les pieds dans l'eau froide ; & qu'elle n'at-
tribuoit son état actuel qu'à la suppression
subite , & au retardement de cette évacua-
tion. Je lui ordonnai les remédes ordinaires
en pareil cas ; le flux menstruel parut trois
jours après ; la malade se trouva très-sou-
lagée ; mais l'évacuation n'ayant pas été
des plus abondantes , cette Demoiselle se
plaignit , quinze jours après , de légeres
douleurs de tête, & de douleurs aux reins,

(*a*) Id. p. 32.
(*b*) Id. p. 36. & suiv.

Engagée par quelqu'une de ses amies de sortir pour se dissiper, elles vinrent chez un Physicien de mes amis qui voulut bien leur faire voir les expériences de l'électricité. La malade qui fait le sujet de cette observation, enchantée de ce qu'elle voyoit, voulut se faire électriser jusqu'à trois fois. Elle ne dormit pas beaucoup la nuit suivante; se plaignit de sa douleur de tête. Le lendemain le flux menstruel parut avec une abondance, & un soulagement sans égal, dura huit jours, & la Demoiselle fut parfaitement guèrie.

Pauvre fille ! je suis ravi que vous ayez recouvré la santé ; mais à quoi ne vous êtes-vous pas exposée en vous soumettant à l'Electricité ? à rien de moins qu'à traîner une vie languissante dans la suite, si ce n'est à être tuée sur le champ. S'il vous arrivoit donc encore de retomber dans le cas fâcheux d'où vous vous êtes tirée, allez plutôt escalader ces montagnes de l'Arabie, sur lesquelles le Seigneur a jetté la sémence de ces plantes salutaires qu'il a créées pour remédier à nos maux : cueillez-en ; confiez-vous à un Médecin éclairé, par rapport à leur emploi, & laissez-là tout le reste. En vain vous passeriez des médicamens proprement dits, à l'Electricité, conformément aux conseils des personnes à système ; & de cette épreuve, aux vrais remedes : si vous vous écartez de l'usage de ceux-ci dans vos infirmités, c'est fait de vous ; je vous prédis avec douleur que vous ne vous rétablirez jamais : *Afcende in Galaad , & tolle refinam , virgo filia......* *fruftrà multiplicas medicamina ; fanitas non erit tibi* (a). Mais revenons à l'obfervation.

L'Auteur, dont le deffein eft de prouver par l'hiftoire qu'elle renferme , que le fluide électrique eft le moteur des régles , & que l'Electricité peut le mettre en action, lorfqu'il eft ralenti, fait tout l'honneur de cette guérifon à la machine qui l'excite ; & s'oublie lui-même. Comment fe peut-il qu'il ne voie pas que fes remedes avoient déja très-bien difpofé cette Demoifelle , puifqu'elle marqua raifonnablement trois jours après les avoir ceffés ; & que fi elle les eût continués , elle auroit rendu avec arrérages tout le fang qu'elle vuidoit de coutume ? Comment fe peut-il qu'il ne fente pas que , quoique ces régles aient été rétablies le lendemain du jour qu'elle fe fit électrifer , c'eft moins à l'Electricité , qu'à l'efficacité de fes remedes, que ce fuccès doit être attribué ? Il a bien peu de confiance à fa médecine ! & fi l'on s'arrêtoit à ce qu'il veut inférer de cette obfervation , quelle idée défavantageufe ne s'en feroit-on pas ! Il eft très-louable à un homme d'être modefte : cela eft inconteftable ; mais cette vertu , ainfi que l'amour-propre , a un excès qu'on doit fuir avec foin ; & on manque autant au pubilc en l'empêchant de voir

_____
(a) Proph. Jerem. *cap.* 46.

le bien dont on est capable, qu'en lui pré-
sentant le mal que l'on a fait, comme une
action digne de ses éloges.

L'observation qui suit est de M. *de
Sauvages* ; & l'Auteur qui la tient de ce Médecin, dit (*a*) : *Une Dame très-respectable
à Montpellier, sujette depuis quelque tems
à des douleurs rhumatismales, produites
par une suppression des régles, étant chez
lui pendant qu'il faisoit quelques expériences sur l'Electricité, voulut se faire
électrifer. Le flux menstruel parut aussi-tôt
sur le plancher de l'appartement ; continua
plusieurs jours très-abondamment ; revint
ensuite aux périodes ordinaires ; & la
Dame fut guèrie radicalement de ses douleurs rhumatismales.*

Une Dame très-respectable ! Si elle est
très-respectable, c'est tant mieux pour elle:
çà la regarde. Qu'a-t-on à faire d'ailleurs
de qualités morales dans une dissertation,
où il ne s'agit purement que de la possibi-
lité physique d'un fait qu'on y pose ? pas
plus que d'un aplomb pour décrire une
courbe ; & si l'Electricité a en effet la
propriété de faire revenir de véritables régles aux femmes, cette opération doit tout
aussi-bien l'avoir par rapport à celles qui
vivent licencieusement, qu'à l'égard de celles
qui se conduisent par les principes d'honneur
les plus sévères. Ce n'est pourtant pas tout-
à-fait de cela qu'il est ici question : c'est du

(*a*) Dissert. Physico-med. p. 37. & suiv.

fond de l'obfervation. Je ne m'arrêterai pas
à faire voir tout ce que le fuccès, dont
l'Auteur veut tirer des conféquences, peut
avoir d'apocryphe ; on le fent de refte. Je
me contenterai de remarquer que, tant
dans le cas de cette *Dame très-refpectable*,
que dans celui de la Demoifelle, dont
l'Auteur parle comme d'une malade qu'il
foignoit, les prétendues régles font venues
prefqu'auffi-tôt après l'électrifation, & qu'elles ont continué de fe montrer à point
nommé dans leur tems.

Que l'Electricité ait fait rendre du fang
à ces femmes, ce n'eft pas ce que je dif-
pute. On foutient que ces épreuves dou-
blent, triplent même le mouvement des
fluides dans ceux qui les fubiffent : paffe ;
mais qu'elles ayent fait percer véritablement
des régles, mais qu'elles ayent maintenu
dans l'état de relâchement convenable à
cette évacuation, les tuniques des vaiffeaux,
à travers lefquelles elle a lieu, & de manière qu'il n'ait plus été poffible à ces tuniques d'acquérir dans la fuite affez de roideur pour l'intercepter, c'eft ce que je ne
comprends pas.

Par la raifon qu'une fibre fubitement
étendue, doit fe rompre, au lieu de s'a-
longer, l'Electricité qui n'agit, dit-on,
qu'en accélerant la chûte des fluides, ne
peut les avoir fait fortir des vaiffeaux de
l'uterus de ces femmes, que par des crévaffes. Or, cette manière d'agir eft un mal,

G iv

non pas un bien ; & l'effet qui en réfulte eft plutôt une hémorrhagie , que des ré- gles ; puifque cette évacuation ne fe fait jour , dans l'état naturel , qu'à travers le tiffu des tuniques , fans la moindre rup- ture.

Si l'Auteur ne puife fes principes de pra- tique que dans de telles fources , je prévois avec chagrin qu'il ne tiendra pas long-tems dans la carrière où on l'a déja vû paroître honorablement ; qu'il fe gâtera d'autant plutôt , qu'il/ eft moins facile de réfifter à la féduction quand on n'a encore que peu d'expérience ; qu'il perdra enfin totalement de vûe les grands modéles en médecine qu'on n'a pas manqué de lui indiquer à Montpellier , en y faifant fes études : *Huic exemplo veniet perditio fua , & fubitò con- teretur , nec habebit ultrà medicinam* (*a*).

Enfin , l'Auteur rapporte encore deux au- tres obfervations que je n'analyferai pas pour abréger ; mais tout auffi peu concluantes que les premières , en faveur de l'Electricité , à qui il attribue la propriété de faire revenir les régles ; après lefquelles il dit (*b*) , comme pour fe féliciter de fa découverte. *Ces obfer- vations démontrent combien l'Electricité eft efficace pour retablir les flux menftruel.* Quel conte ! elles démontrent plutôt combien l'E- lectricité eft propre à faire naître des hémor- rhagies uterines ; & par-là même , à ulce-

(*a*) Lib. Proverb. *cap. 6.*
(*b*) Differt. Phifico-med. p. 40.

rer, ou à faire devenir les matrices carci-
nomateufes.

La méprife de l'Auteur, par rapport à la
prétendue efficacité de l'Electricité, ne vient
vraifemblablement que de l'erreur dans laquelle il paroît être fur le méchanifme des
régles. Perfuadé fans doute qu'elles ne per-
cent qu'à la faveur des ruptures que les vaiffeaux de la matrice reçoivent, il regarde ces
ruptures comme un bien, de quelque manière qu'elles foient faites. Mais fi les chofes
étoient ainfi, où en feroient les perfonnes
du fexe, qui paffent de l'état de fille, à
celui de femme ?

Dans le premier de ces deux états, s'é-
tant fait à la face interne de leur uterus &
de leur vagin, autant de cicatrices que les
vaiffeaux de ces parties auroient été rompus
de fois; & les cicatrices n'étant pas fufceptibles d'extenfion, que deviendroient-elles
lorfqu'elles feroient enceintes ? Le moindre
malheur qui puffe leur arriver, ce feroit
d'avorter, parce que l'uterus ne fe prêtant
pas à l'accroiffement de l'embryon, n'en
pourroit que prématurer la naiffance. Mais
fi l'Auteur veut fuppofer que, nonobf-
tant ces cicatrices, l'uterus ne manqueroit
pas de s'étendre, ce qui ne pourroit arriver
que par les déchirures que ces cicatrices re-
cevroient ; à quels plus grands malheurs encore ne feroient-elles pas expofées ? Sans
compter le cas facheux où elles feroient fans

ceffe d'accoucher avant le tems , parce que les pertes de fang dont leurs groffeffes feroient accompagnées , produiroient fûrement ce malheureux effet, ces cicatrices fi fouvent r'ouvertes dégénereroient immanquablement en ulcères ; enfin , en carcinomes. Quelles fuites !

On conçoit bien mieux , ce me femble, comment ces malheurs n'arrivent pas aux femmes, abftraction faite des vraies caufes, en expliquant l'avénement des régles par l'écartement des fibres longitudinales , & l'alongement des fibres circulaires des tuniques des vaiffeaux qui compofent leur uterus. N'arrivant , en effet, que de cette manière , & les tuyaux defemplis à la faveur des interftices , les fibres fe rapprochent néceffairement après l'évacuation , fans la moindre cicatrice. L'Electricité qui ne peut donner occafion à l'écoulement du fang menftruel que par des crévaffes , eft donc un moyen de le procurer , plus dangereux qu'efficace.

L'Auteur fe fait enfuite une queftion en ces termes (a) : *L'Electricité feroit-elle inutile pour guérir certaines douleurs goutteufes , & les rhumatifmes opiniâtres qui reconnoiffent une fuppreffion de tranfpiration ? Le fluide électrique fortant des malades avec précipitation , ne pourroit-il pas leur enle-*

_____

(a) Id. ibid. & fuiv.

ver les particules tartareuses grossières qui
s'accumulent, soit aux extrémités du corps,
comme aux pieds & aux mains, où la force
progressive du sang est diminuée, comme
étant plus éloignée du cœur, soit en quelque viscère ?

Non pas inutile, mais très-dangereuse ;
& d'autant plus, que le fluide électrique
mettroit beaucoup de précipitation à sa sortie, pour parler dans les termes de l'Auteur,
& que la transpiration seroit plus supprimée :
car le fluide électrique mis en action par la
machine, au lieu de relâcher la peau, ne
produiroit que des étinceles, & ne feroit,
par conséquent, que grossir l'embarras ;
parce que s'il est vrai qu'il enleve réellement
quelque chose, en faisant éruption, ce que
personne n'a encore osé avancer (a), ce ne
peut être que ce qui se trouve de plus sereux
parmi les particules tartareuses grossières,
puisque tartareuses il y a, qu'il suppose aux
pieds & aux mains dans les affections gout-
teuses & rhumatismales, & non ces particules mêmes qui doivent être, si elles exis-
tent, d'un volume disproportionné au calibre naturel des pores. Or, le fluide électrique n'enlevant absolument que cela, il est
clair que leurs souffrances, de legéres qu'elles
étoient avant l'électrisation, deviendroient

(a) Voyez Leçons de phys. exper. de M. l'Abbé
Nollet, tom. VI. p. 484.

extrêmes ; & que leur guèrison seroit toujours plus retardée.

D'ailleurs, l'Auteur ne suppose-t-il pas
un peu gratuitement l'existence des particules tartareuses aux pieds & aux mains de ceux
qui sont attaqués de la goutte, ou de rhuma-
tisme ? Il y a tout lieu de le croire. Son illusion ne venant, sans doute, que de la
consistance gypseuse qu'a ordinairement la
matière des abscès qui se forment quelquefois aux extrêmités des goutteux & des rhu-
matiques, il a cru en conséquence que ces
particules existoient réellement dans les humeurs, puisqu'il pense qu'elles s'accumulent.
Il sera cependant aisé de rectifier en lui cette
fausse idée, en le ramenant aux notions qu'on
a de la véritable cause locale de ces deux
maladies.

Cette cause, est une disposition à l'érétisme qui, de quelque manière qu'elle soit
en nous, est propre aux tuniques des capillaires lymphatiques, plutôt des extrêmités,
que de toute autre partie. Or, l'érétisme une
fois excité, les tuniques des capillaires doivent autant acquérir de roideur, qu'elles
perdent de leur souplesse naturelle. Dans
cet état, & indépendamment de la séche-
resse où leur chaleur peut jetter les fluides,
elles les pressent si fort, que la partie la plus
sereuse s'échappe à travers leurs mailles ; &
la plus fibreuse demeure comme une coënne.

Il ne peut pas pourtant s'échapper assez de

férofité, pour que cette partie fibreufe tombe dans une féchereffe abfolue ; il en refte quelque chofe ; & c'eft ce peu qui ne fort pas de fes tuyaux, qui ne défempare pas la partie fibreufe des fluides, & qui les lie jufqu'à leur donner la confiftance d'un corps folide ; c'eft ce peu, dis-je, qui fermente, qui par-là même fait reffentir des lancinations très-vives, & produit des fuppurations douloureufes. Loin donc que les particules tartareufes puiffent s'accumuler, foit aux mains, foit aux pieds des malades attaqués de goutte, ou de rhumatifme, elles y naiffent au contraire à-peu-près par le méchanifme que je viens d'expliquer ; elles n'exiftoient donc pas avant l'érétifme ; & fi elles n'exiftoient pas, il n'eft pas poffible qu'elles s'accumulent.

Au refte, il ne paroît pas que l'Auteur ait des principes d'hydraulique, en avançant que *la force progreffive du fang eft diminuée* aux parties qui compofent les extrêmités du corps, *comme étant plus éloignées du cœur.* C'eft tout le contraire ; & pour le comprendre, il n'y a qu'à obferver qu'à égalité d'impulfion, l'eau qui jaillit d'un tuyau dont l'entrée eft large & l'iffue étroite, s'échappe avec plus de roideur que celle d'un autre tuyau dont les deux ouvertures ont un même calibre, par cette feule loi, que moins les corps qui roulent fur un plan ont des frottemens à effuyer, plus ils doivent aller vîte :

& *vice verfa*. Or, le jet qui fort du tuyau dont l'iffue eft plus étroite que l'entrée, étant le bout d'une colonne de même maffe, & cette colonne au lieu de frotter contre la face interne du tuyau, ne frottant que contre les autres colonnes d'eau qui l'entourent, doit partir avec plus de rapidité que l'autre, qui eft le bout d'une colonne dont la maffe occupe tout fon tuyau, dont les frottemens y font immédiats, & dont la vîteffe ne peut qu'en être ralentie.

Les vaiffeaux du corps humain font à-peu-près bâtis comme le premier de ces tuyaux; ils ne font qu'un long cone, dont la large ouverture repond au cœur, & dont l'étroite repond aux extrêmités : dans lefquels tuyaux les liqueurs vont par conféquent avec d'autant plus de célérité, qu'elles font plus éloignées de la force fyftaltique.

Ceux qui font fujets aux obftrucfions, continue l'Auteur (a), en qui le cours du fang eft notablement ralenti, en feroient fenfiblement foulagés. Promeffe en l'air, fi ce n'eft un propos trop légerement avancé : promeffe, dont la fûreté n'a encore été fcellée par aucun fait; & à laquelle, pour ce qui me concerne, je me fierois d'autant moins, que j'ai en moi plus d'éloignement pour tout ce qui n'eft pas dans l'ordre de la nature; & l'Auteur m'exagereroit encore plus

_____

(*a*) Differt. Phyfico-med. p. 41.

les avantages de l'Electricité dans ces fortes
de cas , que je ne ferai jamais le premier à
m'y prendre. Cependant il fait paroître
une perfonne qui n'a pas été fi difficile : c'eft
un homme de 40 ans dont le foie étoit obf-
trué , & qui a été parfaitement guèri dans
l'électrifation (*a*). Qu'en penferiez - vous
MM. *Petit* , fi vous viviez encore , vous
qui avez fi bien connu les maladies de ce
vifcère (*b*)? Qu'en a déja penfé M. *Morand*,
ce célébre Chirurgien de Paris, auffi éclairé
dans leur théorie , & heureux dans leurs
cures (*c*), que rempli de lumières fur les
caufes & les effets de l'Electricité, quand
il en a été à cet endroit de la differtation que
j'examine ?

Il faut pourtant avouer que fi ce fait n'eft
point controuvé , que s'il eft une preuve
fidéle de la fpécificité de l'Electricité dans
une maladie à la cure de laquelle on s'eft très-
fouvent donné des peines inutiles, c'eft bien
dommage que l'Auteur ait manqué de l'ac-
compagner de tout ce qui pouvoit nous
empêcher de le regarder comme fufpect.
Sans compter qu'il y étoit tenu envers le
public, qui a aujourd'hui les meilleures raifons du monde de fe défier beaucoup de la
foule des obfervateurs, il fe le devóit à

(*a*) Id. ibid. & fuiv.
(*b*) Mémoires de l'Acad. R. de Chirurg. tom. I. p.
255. Id. tom. II. p. 59
(*c*) Id. ibid. p. 69.

lui-même ; & jusqu'à ce qu'il ait rempli une obligation si essentielle, & dont aucun Ecrivain ne sçauroit se dispenser, quelque bonne opinion qu'on ait d'ailleurs de sa candeur, on sera en droit de ne recevoir son observation que comme une historiette.

L'Auteur, comme pour ajouter à tout ce qu'il a déja dit d'avantageux en faveur de l'Electricité, & de propre à nous la faire considérer comme un moyen de guèrison universel & très-salutaire, cite, sur la foi de M. *Dehaen* (a), entre autres malades que cette opération a guèri, des paralytiques qui y ont trouvé leur salut, s'y étant soumis par le conseil de ce Médecin.

Je félicite de tout mon cœur ce M. *Dehaen*, quoique je ne connusse pas seulement son nom, il n'y a encore qu'un mois ; quoique je ne le connoisse guère à présent que par une lettre que M. *Tissot* lui a écrite en faveur de l'inoculation contre laquelle il s'est publiquement déchaîné ; & par une autre lettre du même Auteur à M. *Hirzel*, au sujet d'une critique peu menagée que ledit M. *Dehaen* a faite contre un ouvrage de M. *de Haller*. Ouï, je lui fais bien mon compliment sur les sortes de miracles que lui vaut l'usage d'une ressource, à son avis, aussi généralement utile ; mais, dans le vrai, aussi digne d'être rejettée en tout tems, en

(a) Dissert. Physico-med. p. 42.

tous

tous lieux, & en toutes circonſtances : il eſt plus heureux que M. l'Abbé *Nollet* & M. *Morand*, pourtant deux des plus grands Phyſiciens que nous ayons en France ; & qui ſont, ſans contredit, aſſez éclairés dans cette partie de la phyſique pour l'appliquer avec ſuccès, s'il y avoit lieu d'en attendre.

La paralyſie eſt une de ces affeótions, où l'Eleótricité ne peut qu'ajouter à la cauſe. Cette opération eſt à ceux qui ſont attaqués de cette maladie, ce que ſeroit le poids d'une maſſue portée ſur la tête d'un animal qu'un coup d'arquebuſe n'auroit pas tout-à-fait tué ; & ſi l'Auteur étoit moins bon Médecin que je ne le connois, je ne ſerois pas ſurpris qu'il avançât de tels faits, en preuve de la ſolidité du plus dangereux ſyſtême qui ait jamais été fauſilé dans la médecine. Celui-ci l'eſt, on n'en peut pas douter ; & ſi on manquoit de le ſentir par raiſonnement, on n'auroit, pour s'en convaincre, qu'à oŭvrir les faſtes de l'Académie Royale des Sciences (*a*), dans leſquels ſont conſignés les cas facheux où ſe ſont troŭvés les trois hommes de l'Europe les mieux en état de s'en garantir, s'il étoit poſſible, par les profondes connoiſſances qu'ils ont ſur cette opération : ce ſont, M. *Muſchenbroeck*, M. *Nollet*, & M. *Boʒe*.

_____

(*a*) Mém. de l'Abbé Nollet, lû à la rentrée de l'Acad. R. des Sciences, le 20 Avril 1746.

H

La paralyſie, comme on l'a déja vû, n'eſt pas la ſeule maladie à laquelle l'Auteur veut qu'on applique l'Electricité. Selon ſon ſentiment, elle eſt encore capable des plus grands prodiges dans des cas où la médecine ne pourra jamais rien ; c'eſt-à-dire, qu'elle n'eſt pas ſeulement propre à remédier aux dérangemens du corps, il prétend encore qu'elle eſt ſpécifique pour la guériſon de l'eſprit. L'un de ces dérangemens ſinguliers, où l'Electricité lui paroît merveilleuſe, eſt celui qu'on appelle la danſe de St. Wit, ou de St. Guy (a) : état convulſif dans lequel on ne tombe que par la fureur de l'imitation, où le ſeul inſtinct moral eſt en ſouffrance, & où le phyſique eſt parfaitement bien ordonné ; eſt cette prétendue maladie, dont, au rapport de M. *Dehaen* cité par l'Auteur, *Claire Bergerin* (b), & une autre fille nommée *Jordinin* (c), ont été guéries après avoir été électriſées ; eſt cette maladie, enfin, où une grande doſe de ſoupe par jour, ſi ce n'eſt la fuſtigation, ſeroit certainement mieux indiquée, qu'aucune ſorte de remède.

Voilà cependant encore où l'Auteur voudroit qu'on appliquât l'Electricité; voilà encore un cas où, ſelon lui, elle agit d'une manière miraculeuſe. Cette maladie, ſup-

(a) Préface de la Diſſert. phyſico-med. p. X. Diſſert. p. 43.
(b) Id. p. 44.
(c) Id. p. 45.

posé qu'elle existe, supposé qu'elle ait réellement été traitée, comme l'Auteur l'avance (*a*), par les *Sennert*, les *Sydenham*,
les *Chaptal*, les *Dehaen*, les *de Sauvages*,
supposé que la bonne foi de ces Docteurs
n'ait pas été déçue, & qu'on ne leur ait
pas donné le change : car il n'est rien de si
aisé quand on a mal aux pieds, que de faire
entendre aux Médecins qu'on a mal à la tête ;
cette maladie, dis-je, n'est au fond qu'un
abus de la raison, que la suite d'un fanatif-
me outré, qu'un désordre par conséquent
que la force de l'exemple apporte dans les
facultés intellectuelles. Or, une pareille maladie peut-elle, de sa nature, être susceptible de guèrison par l'Electricité, ni même
par aucun moyen humain ? Il s'en faut bien ;
& si cette opération pouvoit en effet produire
quelque changement dans la personne de ces
fortes de danseurs, ce seroit, s'il est vrai,
comme l'Auteur le prétend (*b*), qu'elle accelere le cours des liqueurs, de faire passer
leur cerveau déreglé, de la plus fougueuse
superstition, à la folie ; & de-là, à la rage.
O l'admirable remede !

On pourroit donc, fondé sur de pareilles
expériences, continue l'Auteur (*c*), qui apparemment ajoûte toute la foi imaginable
aux faits les plus douteux, & qui ne sçait

(*a*) Id. p. 44
(*b*) Id. p. 15. 46.
(*c*) Id. ibid.

Hij

peut-être pas encore qu'il n'y a point d'être dans le monde qu'on doive moins croire aveuglement qu'un faiſeur d'obſervations, *tirer une conſéquence qui ne ſeroit peut-être point dépourvue de probabilité, c'eſt d'employer l'Electricité dans les maladies où l'on a beſoin d'accelerer le mouvement du ſang; car l'Electricité augmentant ſa vélocité & ſa fluxilité, pourroit peut-être opérer plus promptement que les toniques, les ſtimulans, les attractifs, & une quantité prodigieuſe de médicamens, qui n'agiſſent pour la plûpart qu'en irritant, & en développant le fluide électrique.*

Comment ! n'y a-t-il pas dans l'art que l'Auteur exerce déja avec les plus grands ſuccès, quoique dans un âge encore où l'on peut à peine s'en promettre de médiocres; n'y a-t-il pas dans cette profeſſion ſi analogue à l'humanité, & dont la bienfaiſance ſe déploie toujours plus chaque jour par ſon miniſtère, quoiqu'il n'applique aucun de ſes malades à la machine électrique; n'y a-t-il pas, dis-je, dans cette ſcience toute céleſte, des moyens plus propres que l'Electricité pour donner avec ménagement de l'acceleration au ſang ? *Numquid reſina eſt in Galaad ? aut Medicus non eſt ibi* (a)? Si j'étois moins perſuadé que la médecine eſt

_____
(a) Proph. Jerem. cap. 8,

parfaite, Dieu même l'ayant créée (*a*), j'aurois, dès aujourd'hui, bien peu de confiance en elle !

L'Electricité n'est pas médicament (*b*), par conséquent un de ceux que le très-haut a créé dans sa miséricorde, pour remedier aux maladies dont l'homme s'est rendu digne; elle n'est qu'un je ne sçais quoi, qui n'est ni corps ni matière; elle n'est qu'une vertu qu'on peut moins définir que sentir; elle n'est, en un mot, qu'un développement subit, du moins à ce que prétendent les meilleurs Physiciens, d'une espèce de fluide igné, & par conséquent très-spiritualisé; supérieurement propre, je veux en convenir, à donner au mouvement des liqueurs cette vélocité qu'on remarque au feu d'une pincée de poudre allumée ; mais non pas la moindre fluxilité, comme l'Auteur l'avance; à moins qu'il n'entende par ce mot, un léger déplacement semblable à celui qu'éprouve la poussière, lorsque le vent tourbillonne, & qui cesse lorsque l'air est calme. L'Electricité n'ayant donc point été comprise parmi les médicamens créés, elle n'est point en état d'en suppléer aucun, ni digne de leur être préférée; d'autant mieux que, selon l'aveu de l'Auteur lui-même, ils agissent en développant le fluide électrique.

(*a*) *Altissimus creavit de terra medicamenta, & vir prudens non abhorrebit illa.* Lib. Eccles. cap. 8.
(*b*) *Non est in illis medicamentum.* Lib. Sap. cap. 1.

H iij

Les toniques , dit-il toujours (a) , & tous les remédes qui font compris dans cette claffe , agiffent , en général , de deux façons ; ou en augmentant les caufes des contractions ; ou en détruifant les obftacles qui s'oppofent à ces mémes contractions ; ce qui ne s'exécute que par l'irritation des folides , ou l'interpofition des petites parties fulphureufes dans les interflices des fibres.

Si ces médicamens ont , en effet , l'une de ces deux vertus , ou d'augmenter les caufes des contractions , ou de détruire les obftacles qui s'oppofent à ces mêmes contractions , qu'eft-ce donc que l'Auteur leur demande de plus ? Il me femble qu'en faifant tout ce qu'il dit que l'Electricité opére , un Médecin doit s'en contenter , d'autant mieux qu'ils font dans la nature , qu'ils y ont été mis fpécialement pour les malades, & que le moyen qu'on prétend leur préférer , paroît n'y être que pour former le tonnerre , pour tuer , ou tout au moins pour effrayer l'homme.

Au furplus , l'Auteur hazarde beaucoup , à mon avis , en expliquant le méchanifme de l'action de ces médicamens. J'avoue avec franchife que je n'y entends rien ; je trouve même fort hardi , en lifant certains ouvrages où le ton dogmatique n'eft point épargné fur cet objet (b) , quoique

(a) Differt. Phifico-med. p. 46. & fuiv.
(b) *Differt. fur les médicamens qui affectent certaines*

faits pour être plus modestes que les autres, dès qu'ils étoient destinés à comparoître devant d'assemblées non moins circonspectes dans leurs expressions, que sçavantes en tous les genres (a), qu'on prétende avoir deviné la chose du monde la plus obscure par elle - même, & pénétré le secret de la nature. Ce qu'on peut cependant avancer de moins insoutenable , quant aux médicamens dont il est ici question, c'est qu'ils remplissent l'indication, peut - être , ou par le contact immédiat de leurs parties inté-

---

parties du corps humain , &c. par M. F. B. *de Sauvages.* Mémoire sur les repercussifs, par M. *Alary, Recueil des pièces qui ont concouru pour le prix de l'Acad. R. de Chirurg.* tom. I. p. 302. Mém. sur le même sujet, par M. *Kulbel ,* id. ibid. p. 323. Mém. sur les resolutifs, par M. *Pontier ,* id. ibid. p. 421. Mém. sur le même sujet, par M. *Hugon* le fils, id. ibid. p. 447. Mém. sur le même sujet, par M. *Mopilier* le jeune , id. ibid. p. 491. Mém. sur les émolliens, par M. *Graffot ,* id. tom. II. p. 3. Mém. sur le même sujet , par M. *Guiot ,* id. ibid. p. 43. Mém. sur le même sujet , par M. *Louis ,* id. ibid. p. 83. Mém. sur les anodyns , par M. *Louis ,* id. ibid. p. 105. Mém. sur le même sujet , par M. *Guiot ,* id. ibid. p. 157. Mém. sur le même sujet , par M. *Fabre ,* id. ibid. p. 247. Mémoire sur les suppuratifs , par M. *Grashuis ,* id. ibid. p. 278. Mém. sur le même sujet , par M. *Efchenbach* , id. ibid. p. 360. Mém. sur les déterfifs , par M. *Flurant ,* id. ibid. p. 439. Mém. sur le même sujet , par M. *Louis ,* id. ibid. p. 481. Mém. sur le même sujet , par M. *Fabre ,* id. ibid. p. 519. Mémoire sur les defficatifs & les caustiques , par M. *Charmeton ,* id. ibid. p. 531. Mém. sur le même sujet , par M. *Nannoni ,* id. ibid. p. 604.

(a) L'Acad. R. de Chirurg. de Paris , & l'Acad. R. des Belles-Lettres , Sciences & Arts de Bordeaux.

grantes fur les folides, ou par l'introduction de leurs effences dans les fluides. Je dis peut-être : car, au fond, ceci n'eft qu'une conjecture, & les conjectures ne furent jamais des certitudes. De quelque manière donc qu'ils agiffent, il eft toujours fûr que ce n'eft pas fans frottemens, & que les frottemens opérent l'électrifation. Or, fi les médicamens électrifent, n'en eft-ce pas affez pour bannir de l'exercice de la Médecine l'ufage de la machine électrique ?

Leurs effets, dit-il encore (*a*), *font d'augmenter l'action des folides fur les fluides, la réfiftance des fibres, le mouvement des humeurs, les fécrétions & les excrétions, la force dans tout le corps,* &c. Si tout cela eft, ce que je n'affirme cependant pas, tant je le vois digne d'un efprit prévenu, qu'a-t-on befoin de l'électrifation factice, artificielle, quand les médicamens en opérent une qui eft naturelle ? L'Auteur donneroit-il fon or pour des morceaux de cuir arrondis, fur la parole d'un imaginaire qui viendroit lui foutenir, quoique dans la bonne foi, que l'un eft à préfent l'équivalent de l'autre dans le commerce ? J'en doute ; on ne le connoît pas pour une duppe ; il ne prendra donc pas mal que nous perfiftions dans la confiance dûe aux médicamens ; & que par rapport à la cure des maladies, nous laiffions-là

(*a*) Differt. Phyfico-med. p. 47.

l'Electricité avec tous ses prétendus prodiges.

Les remédes stimulans, dit-il (*a*), *aug-mentent plus puissamment la contractilité des solides, soit qu'ils soient plus fournis de parties subtiles, âcres, salines, ou rési-neuses ; c'est pourquoi ils augmentent telle-ment la chaleur, & les mouvemens ralentis des solides, qu'en agissant violemment, ils produisent aussi des contractions spasmodi-ques.* Tant mieux ; c'est précisément à quoi un Médecin doit viser, quand il entreprend la cure de ces maladies qui dépendent du ralentissement des liqueurs ; & sur-tout de l'épaississement que la lymphe contracte.

Ils produisent des contractions spasmo-diques ! Ce n'est jamais la faute de ces remedes ; c'est celle du Médecin qui les combine mal ; & ils cesseront de produire ces mauvais effets, quand on en alliéra les drogues avec d'autres d'une nature à en modérer l'activité. L'avis donc de l'Auteur, eu égard à l'action prétendue violente de ces médicamens, seroit de leur substituer l'Electricité qui opére, selon lui, avec plus de douceur ! Je l'entends : son dessein est de nous engager à fuir la dent du loup, pour que nous devenions plus sûrement la pâture de la louve.

Les attractifs, qui sont encore plus puis-sans, dit-il (*b*), *que les toniques & les*

(*a*) Id. ibid.
(*b*) Id. ibid, & suiv.

ſtimulans, irritent ſi fort les fibres, que par leur uſage, ou leur ſimple application externe, ils attirent à la peau une grande quantité de ſang, ou de ſéroſité ; ils diminuent, en un mot, la réſiſtance des vaiſſeaux : tels ſont les frictions, les ventouſes. Qu'eſt-ce que tout ce barbouillage-là ! Certes, je m'y perds ; & je défie à un apprentif Peintre d'en faire jamais un dans ſon métier, qui en approche. Ou je m'y trompe fort, ou l'Auteur parle en homme de l'eſprit de qui on n'ôteroit pas qu'il y a réellement des attractifs dans la matière médicale. Quelqu'un a-t-il jamais bien vû des médicamens de cette eſpèce ? Pour moi, je n'en connois point. Mais accordons ce nom à certains médicamens, puiſqu'on le veut ; & ſi tant eſt qu'ils attirent, en effet, à la peau une grande quantité de ſang, ou de ſéroſité, cette attraction doit néceſſairement être accompagnée de frottemens que ces liqueurs font contre les parois de leurs tuyaux ; &, dès-là même, d'un développement du fluide électrique : effet qui nous diſpenſe ſuffiſamment d'employer la machine qui, à ce qu'on dit, la ſuſcite.

L'Auteur, cependant, ne ſe tient pas quitte auprès du public pour cette erreur ; & comme s'il vouloit prouver par ſon exemple, que quand on en a fait une, on peut en faire pluſieurs autres, il s'exprime ſur la manière d'agir de ces attractifs, com-

me ne s'en feroit jamais avifé un de mes
parens Chirurgien en Languedoc , *inter*
mediocres. Ce n'eft pas tout : il met dans
leur claffe , les frictions & les ventoufes.
Laiffons-là , cependant , les frictions , dont
les effets arrivent par un méchanifme qui
n'eft pas trop bien connu encore ; & ne
parlons que des ventoufes , au fujet def-
quelles nous avons une théorie fondée fur
des principes inconteftables.

Pour fe faire une idée de la manière dont
elles agiffent , il n'y a qu'à mettre fous le
récipient de la machine pneumatique un
fruit flétri , ridé , une pomme , par exemple ; pomper enfuite l'air de la machine ,
& le raréfier autant qu'il eft poffible. Qu'en
arrivera-t-il ? la pomme flétrie enflera par
les efforts que l'air , dont elle a intérieurement une portion , fera pour fe mettre au
large , le poids de celui de l'atmofphère ne
lui réfiftant plus ; & deviendra auffi unie
que lorfqu'elle étoit fraîche.

Voilà comment agiffent les ventoufes ;
le feu qu'on y a mis en a rarefié l'air ;
de forte que celui qui eft dans le corps ,
tendant à remplacer l'autre dont on a vuidé
la ventoufe , s'approche de la ventoufe par
la partie où elle eft attachée ; pouffe les
humeurs devant lui ; & ainfi gorge , & éleve
le point de l'étendue de la peau où la preffion de l'atmofphère eft interceptée. Ce méchanifme , maintenant , reffemble-t-il à l'at-

traction ? Il s'en faut bien ; c'eſt plutôt une impulſion opérée par l'air intérieur, qu'autre choſe.

La façon d'agir de ces remedes, dit l'Auteur (a), étant d'irriter, d'échauffer les nerfs, pour mettre en jeu l'Electricité des fibres, & la leur propre, il s'enſuit très-naturellement qu'on pourroit peut-être l'employer avec plus de ſuccès dans certains cas, & ſur-tout pour rétablir les écoulemens ſupprimés, les éruptions rentrées, prévenir bien de déſordres ; & très-ſouvent la mort qui en émane. Ceci eſt ſingulier ; Lecteur faites-y attention. De ce que les médicamens que je viens de conſidérer, mettent en jeu, en agiſſant, l'électricité des fibres & la leur propre, l'Auteur tire la conſéquence qu'on pourroit peut-être employer l'Electricité avec plus de ſuccès dans certains cas, &c.

Peut-être ! Cela eſt donc fort incertain encore ! & ſi l'Auteur n'eſt pas ſûr de ſon fait, pourquoi ajouter cette conjecture à l'exercice d'une profeſſion, où l'on n'en ſoupçonne déja que trop, & qui doit ſe les défendre avec le dernier ſcrupule, parce que la vie des hommes, ſon objet, eſt de la plus grande importance. D'ailleurs, s'il eſt vrai que ces médicamens mettent en jeu l'électricité des fibres & la leur

_____
(a) Id. p. 48.

propre, cette double électricité n'est-elle pas suffisante, sur-tout étant amenée avec intelligence, pour guèrir les maladies dont l'Auteur prétend parler? & faut-il donc quitter la nature, pour recourir à l'artifice?

Quels font donc encore *ces certains cas* qu'il affecte de nous taire, ou pour s'en faire un fecret, ou pour paroître en fçavoir plus en pratique qu'il n'eft naturellement poffible avec peu d'expérience? Eft-ce qu'un Auteur en Médecine écrivit jamais ainfi? Eft-ce qu'un véritable Médecin, un homme qui a été revêtu folemnellement à Montpellier de la robbe de *Rabelais*, eft fait pour avoir quelque chofe de commun avec les charlatans? D'ailleurs, s'il eft vrai qu'il foit réellement parvenu à découvrir que dans *certains cas* l'Electricité pourroit être fuivie de plus de fuccès, & que fon deffein ne foit pas d'y tenir devant un voile impénetrable, pourquoi nous en cacher la vûe? Pourquoi, au lieu de nous réduire à des efforts d'imagination pour les deviner, ne pas nous les nommer tout uniment? Et fuppofé que parmi fes Lecteurs il y en ait quelqu'un d'une fagacité à les faifir fans peine, ne devoit-il pas compter que n'étant pas tous doués d'une égale portée de génie, le plus grand nombre ne les appercevroit jamais? Quand on écrit, ce doit être pour tout le monde, comme l'ont fait plufieurs

grands hommes (*a*) ; au moins , pour toutes les perſonnes de l'art ; & plus pour
celles qui ne ſont pas inſtruites , que pour
celles qui le ſont : celles-ci pouvant ſup-
pléer par leurs lumières aux connoiſſances
dont elles manquent.

(*a*) M. *Hecquet* D. Med. voyez ſa *Médecine* , ſa
Chirurgie & ſa *Pharmacie des pauvres.* M. *Chomel* Prêtre ,
Curé de la Paroiſſe St. Vincent de Lyon , voyez ſon
Dictionnaire Œconomique , *contenant divers moyens* ....
de conſerver ſa ſanté , &c. M. *Tiſſot* D. Med. voyez
ſon *Avis au peuple ſur ſa ſanté.* M. *Pomme* le fils , D.
Med. voyez ſon *Traité des Affections vaporeuſes des deux
ſexes* , &c. &c.

L'ouvrage ſur-tout de ce dernier , qui a pour objet
la théorie & le traitement d'une maladie d'autant plus
grave , qu'avant lui elle n'étoit preſque pas connue ,
ni méthodiquement conduite , eſt ſi détaillé , écrit avec
ſi peu de myſtère , & par conſéquent ſi inſtructif , qu'on
pourroit ſans contredit ſe paſſer de la préſence de ſon
Auteur , pour faire totalement ceſſer les accidens d'une
infirmité qui n'empêche pas moins de mourir , que de
vivre. Cependant , quoiqu'on pût , comme je viens de
le remarquer , ſe traiter ſoi-même , en ne s'écartant
pas des principes lumineux dont cet ouvrage eſt rempli , en ſe les appliquant avec diſcernement , on voit
avec édification de la part du public la démarche qui
fait le plus d'honneur au bon ſens de ce ſiécle : on appelle M. *Pomme* des principales villes du Royaume ,
pour en être ſoigné.

Ce célèbre Médecin l'a été depuis peu dans la capitale , où , en conſidération des ſervices eſſentiels qu'il
y a rendus à l'humanité , & de beaucoup d'autres encore de cette eſpèce que ſon ouvrage rendra infailli-
blement dans la ſuite à toute la nation , M. *de Senac* ,
premier Médecin de notre auguſte & bien-aimé Mo-
narque , a bien voulu accepter la dédicace de la troi-
ſième édition qu'il vient d'en donner ; & le *Roi* lui-
même , un exemplaire de ſes mains ; pour comble de

Le merveilleux que l'Auteur femble vouloir fuïr au commencement de fa differtation (a), & contre lequel il a grand foin
de précautionner fes Lecteurs, eft pourtant
l'écueil qu'il ne prend pas la peine d'éviter
lui-même ; & où, malheureufement pour
quelqu'un, il eft bien dangereux qu'il n'é-
choue. Il s'eft mis dans la tête, comme
l'on voit, qu'on pourroit employer l'Electricité pour rétablir les écoulemens fuppri-
més, les éruptions rentrées : donna-t-on

l'honneur qu'il lui avoit déja fait de l'attacher à fa
Perfonne facrée, en créant expreffément en fa faveur
une charge de Médecin confulant, dont le Confeil de
fanté de Sa Majefté l'a jugé digne.

L'Ange des bonnes nouvelles vient encore, de fraîche
date, de nous donner celle de la création d'une charge
à la Cour en faveur de M. *Pomme* le fils : c'eft celle
de Médecin du Roi à la grande Fauconnerie, dont Sa
Majefté a bien voulu le faire pourvoir par Lettres Pa-
tentes.

La viteffe avec laquelle les brillans fuccès de la
méthode de ce vrai Médecin le font paffer de diftinctions en diftinctions, dans une ville où le mérite,
même fupérieur, de chaque état ne perce que diffici-
lement, & d'où il s'éleve bientôt jufqu'au pied du
trône, une fois qu'il y eft connu, eft d'un grand
augure pour la fortune dont ce falutaire Apollon de
nos jours s'eft déja rendu digne dès fon début en Médecine ; & paroît deftinée à fervir de pendant, fous
ce glorieux regne, à la rapidité des progrès qu'a fait,
par fa valeur éclairée, un Prince étranger dans les
charges militaires de France.

Voyez M. de *Voltaire* (Hiftoire de *Maurice* Comte
de Saxe) ; M. *Thomas* (Eloge de *Maurice* Comte de
Saxe), &c.

(a) Differt. Phyfico-med. p. 2.

jamais mieux dans le merveilleux! Personne avant lui ne s'étoit sûrement encore douté que l'Electricité fût salutaire dans les cas des gonorrhées virulentes arrêtées ; des cautéres qui ne fluoient plus ; des fistules qui tarissoient ; des dartres qui cessoient de rendre des sérosités ; des petites véroles dont la suppuration ne se perfectionnoit pas, &c. Si cette idée n'étoit pas démonstrativement fausse, quel nouveau jour ne jetteroit-elle pas dans l'art de remédier aux accidens de cette espèce ? Mais, au contraire, si on l'adopte, si on s'y conforme, de combien de feuilles ne sera-t-on pas obligé d'augmenter par mois, les régistres mortuaires des Paroisses ?

Il faut pourtant rendre justice à l'Auteur ; ses vûes sont louables ; elles sont dignes d'un bon citoyen : c'est de *prévenir bien des désordres, & très-souvent la mort qui en émane.* Mais le moyen en est mauvais ; on ne peut pas s'y plus mal prendre ; & l'accident arrivé au moineau que M. *Nollet* porta à M. *Morand*, prouve au mieux que rien ne peut tuer d'une manière plus leste, que le développement du fluide électrique. Je sens qu'on pourroit m'objecter que le moineau de M. l'Abbé *Nollet* n'étoit pas malade. Cette objection, si jamais elle m'étoit faite, n'en seroit que plus favorable à ce que je soutiens : car, si l'Electricité a fait périr subitement un animal en santé,

un

un animal qui jouiſſoit de toute ſa vigueur ,
à plus forte raiſon tuera-t-elle un homme
qui eſt déja affoibli , ſoit par la maladie ,
ſoit par le régime qu'elle exige , & qui a
en lui une cauſe propre par elle - même à
conduire à la diſſolution de l'être.

Je ne prétends point, dit-il (*a*), *donner
l'Electricité comme le ſeul ſpécifique à ces
maladies, ou aux autres*, &c. C'eſt très-bien
penſer ; je commence maintenant à voir
que le vrai génie de la Médecine l'inſpire.
Oui, il s'en faut d'autant plus que l'Electricité ſoit le ſeul ſpécifique à ces maladies ,
que, loin même d'en être un, elle eſt le
moyen le plus aſſuré qu'on puiſſe employer
pour coucher les hommes ſur le carreau ;
& j'en ſuis ſi fort convaincu, que ſi je de-
venois jamais Général d'armée, connoiſ-
ſant ſur-tout cette admirable propriété à
l'Electricité, j'aurois la fineſſe, pour pré-
parer mes victoires, d'envoyer des Elec-
triſeurs dans le camp des ennemis, ou dans
les places dont j'aurois ordre de faire le ſiége.

Je ne prétends point ! Mais que prétend
donc l'Auteur : car on a vû juſqu'ici qu'il
n'a pas d'autre objet que de faire paſſer
l'Electricité pour un remede ſpécifique, ſi-
non, dans toutes les maladies, du moins
dans celles qu'il a nommées ; & de plus ,
dans certains cas dont il ſe reſerve la connoiſſance.

Quoique je ſois très-perſuadé que les

(*a*) Id. p. 49.

I

effets en feroient des plus heureux (*a*) *!*
Comment ! l'Auteur qui a tant vû de bril-
lants effets de l'Electricité n'eft que très-
perfuadé ? C'eft bien peu de chofe, quand
on a pour foi l'évidence ! A fa place, j'en
ferois certain, fur-tout fi j'avois été comme
lui guèri *fonica* des hémorrhoïdes (*b*).

Il eft peu de remedes infaillibles (*c*).
L'Auteur fe trompe ; ils le font généralement tous dans leur principe au degré qui
convenoit au fini ; & s'ils manquent de
l'être dans quelques circonftançes, c'eft
qu'alors ils font mal combinés, ou que leur
application eft déplacée.

*L'Electricité, comme remede, ne feroit
pas à l'abri de ces reproches* (*d*) *!* Je le
crois bien ; il feroit plaifant qu'un Médecin
n'en convînt pas ! celui-ci fur-tout qui s'eft
fait électrifer ; & qui doit fçavoir par expérience que cette épreuve fufcite une commotion qui approche de celle de la foudre.

*Mais en l'employant prudemment, &
avec précaution, on foulageroit certainement bien des malades, auxquels la thérapeutique auroit fourni tous les fecours
ordinaires* (*e*). On pourroit l'employer
encore plus prudemment, que, ou elle ne
produira aucun mieux dans la fituation de
ceux à qui l'Auteur penfe qu'elle convient,
ou elle les terraffera ; c'eft tout ce qu'on
peut avancer de moins fort contre le moyen

(*a*) Id. ibid.   (*b*) Id. p. 24. & fuiv.
(*c*) Id. p. 50.   (*d*) Id. ibid.   (*e*) Id. ibid.

meurtrier qu'il protége. D'ailleurs, ne croit-il pas que fi on apportoit plus de lumières & de connoiffance dans la combinaifon & l'application des remedes, on ne foulageât pas tout au moins plus de malades ? Cela eft pourtant très-fûr ; & la Médecine, qui eft parfaite dans fa création, ne manque aux hommes que quand on en prend les principes à rebour ; que quand ceux qui l'exercent, fubftituent des loix arbitraires aux loix de la nature.

Cette opération ne peut jamais nuire, affure M. P A R I S fur la parole de M. *Dehaen*, fon prototype de la Médecine (*a*). Comment ! une opération qui met d'emblée aux portes de l'autre monde les *Muf-chenbroek*, les *Boze*, les *Nollet*, &c. qui y a non-feulement mis ces trois hommes, mais qui y mettroit encore toute une nation, tout l'univers, ne peut pas nuire (*b*) ! Et les remedes dont on connoît les principes, dont l'expérience a fcellé les vertus, dont on eft maître avec des lumières de régler l'intenfité, & qu'on fçait enfin appliquer aux malades, peuvent-ils nuire ?

____

(*a*) Id ibid.

(*b*) Lecteurs, il y a lieu de croire que M. PARIS a livré fa plume à elle-même, & qu'il n'a pas cru que tout ceci fût d'affez grande conféquence pour la retenir. Mais écoutez un Auteur qui ne lâche pas fi aifément la fienne, & qui le vaut affurément bien d'ailleurs en célébrité : c'eft M. l'Abbé *Poncelet*, qui remplace aujourd'hui fi dignement à Paris M. l'Abbé *Nollet*, dont la Phyfique a fait la perte depuis environ huit mois. M.

Elle ne doit effrayer perfonne (*a*) ! Cela
eft bon pour le difcours , fur - tout quand
on a fous les yeux des exemples terribles
des mauvais effets qu'elle peut produire (*b*).
Quelque intrépidité que l'on ait dans le
cœur , quelque indifférens que l'on foit pour
la vie , il n'eft perfonne qui fe voie de fang
froid à la portée & vis - à - vis la bouche d'un
canon , auquel on va mettre le feu , ou près
d'une bombe qui eft fur le point d'éclater.

l'Abbé *Poncelet* , après avoir décrit la manière d'électrifer, ou le procédé de cette prétendue opération ,
dit (la nat. dans la form. du tonn. &c. part. I. p. 41.) :
La dernière des perfonnes qui formeront une chaîne , ap-
prochera fon doigt de l'extrémité du fil d'archal ; à l'inftant
on entendra un bruit femblable à celui d'un petit pétard ; on
verra un éclat de lumière ; & les 40. ou 100. perfonnes
(qui formeront la chaîne) *fe fentiront toutes à la fois*
frappées comme d'un coup de foudre , & émues jufqu'au
centre de la poitrine.

Et M. P A R I S appelle *opération qui ne peut jamais*
nuire , une opération qui fufcite au moins un crache-
ment de fang , & qui jette les gens dans l'hémophtifie !
voilà vraiment une opération fort intéreffante pour la
fociété , & bien digne d'être prônée ! Vous ne deman-
deriez pas mieux MM. les Anglois nos rivaux , que
nous électrifations tous nos citoyens à la moindre in-
difpofition ! Dévaftant par-là nous-mêmes infenfible-
ment tout notre pays , vous auriez enfin l'avantage de
ne plus trouver four nos côtes à qui parler , quand vous
nous attaqueriez , ni tant du fil à retordre !

(*a*) Differt. phyfico-med. p. 50. & fuiv.
(*b*) Un des moindres mauvais effets de cette efpèce
que je connoiffe , eft celui qu'effuya M. l'Abbé *Poncelet,*
en faifant fes épreuves ; & fi les Lecteurs y font férieufement attention , je défie qu'aucun d'eux ait le
courage de fe faire électrifer.
J'avois approché du conducteur , rapporte ledit Abbé
(la nat. dans la format. du tonnerre, part. I. p. 76.)

Des expériences très-répétées par des
Phyſiciens obſervateurs, continue l'Auteur
(a), *en appuyant mes idées, pourroient peut-*
étre donner une certitude à ce qui n'eſt que
conjectural ; apporter un grand jour à l'art
de guèrir, & un ſoulagement plus prompt
aux malades, ſans cependant abandonner
les remedes internes & efficaces, que l'ex-
périence a reconnu ſpécifiques.

Les Phyſiciens ne peuvent guère répéter
ces expériences que ſur des choſes indiffé-
rentes. L'Auteur ſouhaiteroit pourtant, comme l'on voit, qu'elles fuſſent répétées ſur
des malades. Il eſt réellement fâcheux qu'à
cet égard on ne trouve point de témé-
raires ! Tant qu'il n'y aura donc que les expériences que les Phyſiciens peuvent faire,
les idées de l'Auteur ne ſeront pas trop bien

---

la bouteille armée, dans le deſſein de la charger forte-
ment de phlogiſtique. La croyant à-peu-près au point que
je déſirois, je tirai avec la main une étincelle, ſans
écarter du conducteur la bouteille armée ; à l'inſtant, au
lieu d'une ſimple étincelle, j'apperçus toute une colonne
de feu. Le coup de commotion que je reçus fut ſi vif,
que la bouteille me petta dans la main, & que je fus jetté
tout étendu à quatre pas de la barre. Je me reſſentis de
cette aventure, par un tremblement qui me dura plus de
ſix ſemaines.

    Lecteur, n'allez pas vous imaginer qu'il y ait ici la
moindre exagération. Pour que vous puiſſiez vous convaincre vous-même de la vérité des citations que je
donne, j'ai la précaution que n'a pas M. PARIS, d'en
indiquer l'Auteur, le livre, le chapitre & la page.
Recourez-y maintenant quand il vous plaira. Au reſte,
j'ai cru devoir vous prémunir contre une opération
qui, à entendre l'Auteur, *ne doit effrayer perſonne.*

    (a) Id. ibid. & ſuiv.

appuyée. S'il pouvoit, il fairoit des Phyficiens ce que le renard fait du chat : il
leur fairoit tirer le maron du feu. Au refte,
ce qui n'eft encore que conjectural depuis fi
long-tems, court bien rifque de ne jamais
devenir certitude !

Apporter un grand jour à l'art de guèrir,
&c. L'Auteur nous prend tous, fans doute,
pour des citoyens de ce pays de plage, qui,
fur les côtes de la méditerranée, eft à-peu-
près entre le fud & l'oueft par rapport à fa
patrie. Si l'expérience a reconnu les remedes
internes pour efficaces & fpécifiques, comme il en convient, qu'a-t-on befoin de l'E-
lectricité ? On ne doit pas vouloir le fuper-
flu ; il faut être content du néceffaire.

Quoique ces idées foient conformes, continue l'Auteur (a), *aux obfervations des
plus grands Phyficiens, il eft encore beaucoup de Médecins qui ne reconnoiffent point
l'Electricité comme une grande reffource.*

Pas trop conformes. L'Auteur prétend
nous faire regarder l'Electricité comme falutaire, tandis que, fuivant le témoignage
des grands Phyficiens, elle porte le coup de
mort ! La prétention n'eft pas raifonnable ;
& les Médecins qui ne regardent point l'E-
lectricité comme une grande reffource,
n'ont pas tant de tort : ils devroient même
plus faire ; ils devroient fe tenir pour con-
vaincus que, de tous les moyens de tuer
les hommes qu'il y a aujourd'hui dans les

(a) Id. p. 51.

arfenaux , il n'en eft aucun que l'Electricité
ne furpaffe. Quand l'âge & l'expérience
auront rendu l'Auteur plus circonfpect en
fait de préjugé , & lui auront appris la jufte
valeur du merveilleux , il penfera comme
ces Médecins dont-il fronde , mais indef-
cemment, l'opinion ; & dont la conduite ,
ne lui en déplaife , eft pourtant très-louable.

Je n'ignore point , dit-il, (a), *que le*
pouls de certaines perfonnes n'a point été
augmenté fenfiblement durant la manœuvre;
mais eft-ce là un motif affez puiffant pour
abandonner ce moyen , puifque plufieurs
ont trouvé leur pouls fort élévé , & n'ont
pû dormir pendant la nuit , à caufe de l'a-
gitation du fang que leur avoit procuré l'E-
lectricité ? Oui , ce motif eft très-puiffant.
Ces perfonnes-là font heureufes d'avoir fait
impunément un pas de clerc (b) ; mais celles-ci ont joué leur vie à croix ou pile.

A peine connoît-on certains phénoménes
électriques fur les corps , & on veut regar-
der le développement de ce fluide , comme
inutile & indifférent (c) ! C'eft précife-

(a) Id. ibid.
(b) Parmi plufieurs perfonnes à qui je fçais qu'il eft
arrivé de n'avoir pas pû dormir la nuit d'après s'être
fait électifer , je n'en nommerai que deux ; elles font
d'Arles : c'eft M. *Maillard* Avocat, & M. Brunet Bour-
geois. N'eft-ce pas un merveilleux remede , qu'un
remede qui interrompt la fonction animale dans laquelle
feule les corps reparent leurs forces , & qu'en bonne
médecine on s'efforce de rétablir par des potions hyp-
notiques répétées ?
(c) Differt. phyfico-med. ibid.

ment parce qu'on n'en connoît que peu, qu'on eſt fondé à regarder le développement de ce fluide, non-ſeulement comme indif-férent & inutile, mais encore comme très-dangereux, à lui faire grace.

La crédulité a été bien abuſée ſur ce pré-tendu ſecours, comme ſur d'autres imagi-naires, diſent quelques-uns (a)! Elle ne l'a ſûrément été que trop, ce prétendu ſecours n'eût-il produit qu'une mauvaiſe nuit; & ceux qui on tenu un pareil diſcours ſur ſon compte, ne ſont pas auſſi dépourvus de bon ſens que l'Auteur le préſume.

Mais les expériences ont-elles été aſſez rẽpé-tées (b)? Je n'en ſçais rien; mais en tout cas, il n'y a pas grand mal qu'on ait eu de l'éloignement pour une preuve qui ne peut avoir que des ſuites funeſtes.

L'eſprit de ſyſtême n'a-t-il point préſi-dé (c)! Ouï, dans le parti que l'Auteur prend de nous parler avec enthouſiaſme de l'Elec-tricité; mais non pas dans le rejet abſolu que toute la médecine s'empreſſe d'en faire.

Une certaine négligence n'a-t-elle point été capable d'induire en erreur (d)! Aſſure-ment, cela ſe pourroit; & c'eſt parce qu'on a négligé d'introduire l'Electricité dans la médecine, qu'on eſt dans l'erreur de croire qu'elle n'eſt qu'inutile & indifférente.

Il ſeroit à ſouhaiter qu'on meditât ces réflexions, & que les Médecins obſervateurs ne négligeaſſent rien de ce qui peut contri-

(a) Id. ibid. (b) Id. ibid. (c) Id. p. 52. (d) Id. ibid.

buet.

buer au soulagement de l'humanité (a) ! Que
l'Auteur ne s'inquiète pas là-dessus ; on ne
se rendra peut-être que trop à ses souhaits.
En mon particulier, j'ai déja si bien mé-
dité sur ces réflexions, que tout ce que j'en
puis conclure, c'est qu'il eût été plus sage
de ne pas les faire. Quant à l'avis qu'il
donne aux Médecins, de ne rien négli-
ger de ce qui peut contribuer au soulagement
de l'humanité, c'est encore leur tâche ; ils
ont un trop grand intérêt à sçavoir leur métier, pour craindre qu'ils manquent à s'y
appliquer de leur mieux.

Loin d'être apologiste outré de mes senti-
mens, de les prôner comme les seuls vrais,
je répéte que l'Electricité n'est ni un remede
universel, ni infaillible (b) ! Je ne sçais
pas si l'Auteur ne prône pas ses sentimens sur
l'Electricité, comme les seuls vrais ; mais
il a donné jusqu'ici cette opération comme
le seul moyen capable de guèrir toute sorte
de maladies ; que sçait-on même s'il ne pense
pas aussi qu'elle seroit efficace pour les fractu-
res d'un malfaiteur qu'on viendroit de rompre ? Ce qu'il y a de sûr, c'est que s'il n'é-
toit de son intérêt de se taire sur les bons
effets dont il s'imagine, selon les apparences, que l'Electricité seroit capable dans la
cure de la vérole, à laquelle il s'applique
spécialement, & où il emploie avec tout le
succès possible les dragées de M. *Keyser*,
peut-être s'échapperoit-il jusqu'à dire que

(a) Id. ibid.　(b) Id. ibid.

K

l'Electricité en eſt également le vrai ſpécifique.

Au reſte, le public ne peut que ſçavoir gré à l'Auteur de l'avis qu'il lui donne *que l'Electricité n'eſt ni un remede univerſel, ni infaillible.* Après la lecture de cet ouvrage, il a certainement bien compris que, ſi tant eſt que l'Electricité ſoit un moyen heureuſement trouvé contre certaines maladies, ce ne peut être que contre les chroniques, parce qu'elle accélére le cours des liqueurs, & que les liqueurs languiſſent dans ces maladies. Quant au refus que l'Auteur fait de l'infaillibilité à ce prétendu remede, c'étoit bien le moins; il ne lui eût pas été honorable de s'énoncer en charlatan, étant Docteur en Médecine.

Je ne ſçaurois trop exhorter ceux qui par état ſont dévoués au bien de l'humanité, dit-il enfin (a) *, de multiplier leurs expériences, d'augmenter leurs recherches, pour faire revivre en faveur de nos ſemblables un moyen curatif qui n'eſt déja que trop tombé dans le diſcrédit.*

Pour faire revivre ! Cette expreſſion eſt furieuſement aventurée; elle ſuppoſe ce qui n'a jamais été, c'eſt-à-dire, que l'Electricité a eu autrefois une place dans le traitement des maladies. Si ce n'étoit m'y prendre trop tard, je rirois volontiers, non pas uniquement de ſon exhortation, quoique d'une eſpèce à y exciter de manière à faire perdre contenance; mais de tout ſon tiſſu

(a) Id. ibid.

de rêveries. Depuis *Hippocrate*, jufqu'à M. PARIS, a-t-on jamais parlé de l'Electricité dans la médecine, autrement qu'en paffant, ou pour expliquer le méchanifme des météores ? Le difcrédit dans lequel l'Auteur penfe que l'Electricité eft tombée, eft donc tout-à-fait idéal ! On ne tombe dans cet état, qu'en perdant une bonne réputation dont on jouiffoit. Or, il n'a jamais été férieufement queftion de l'Electricité dans la médecine ; donc elle n'eft pas tombée dans le difcrédit.

Homère a fommeillé en écrivant ; du moins il y paroît aux négligences qu'on remarque fur-tout dans fon Odyffée ; & on le lui reproche. La manie de l'imitation n'auroit-elle pas gagné M. PARIS ? Ne l'auroit-elle pas féduit au point de lui perfuader que c'eft du bon air de dormir, ou d'en faire le femblant, quand on compofe un ouvrage ? Je ne puis pas repondre qu'il ait voulu prendre *Homère* pour fon modéle à cet égard ; en tout cas, il l'a très-mal copié, pour ne pas dire qu'il l'a outré : car ce célébre Poëte n'a dormi que quelques fois fur fon Poëme ; & il eft évident que M. PARIS l'a fait d'un bout de fa differtation à l'autre. D'ailleurs, fi cela eft, le Poëte s'eft livré au fommeil avec tant de douceur, que excepté Horace, qui que ce foit ne s'en eft apperçu ; mais M. PARIS ronfle fi fort, qu'il n'y a prefque pas moyen de le lire.

Je finis ces réflexions par rendre à M.

PARIS toute la juſtice qui lui eſt dûe ; je les termine en convenant qu'à part ſes erreurs au ſujet de l'Electricité, & des vertus médicinales qu'il lui attribue, on ne peut avoir mieux cultivé qu'il l'a fait les heureuſes diſpoſitions avec leſquelles il eſt né pour la médecine ; je les conclus enfin, en augurant qu'il pourroit ſans merveille aller loin dans la poſtérité à la faveur de ſon ouvrage, ne fut-ce que par d'autres connoiſſances qui y brillent, & par la dextérité avec laquelle il a jetté une ſorte de jour ſur la matière qui en eſt le moins ſuceptible.

Quoiqu'on ait une opinion ſingulière, ce n'eſt pas à dire qu'on ne puiſſe bien d'ailleurs exceller dans ſon art ; ſans cela, depuis combien d'années ne diroit-on plus rien de certains Médecins qui, comme lui, ont épouſé un ſyſtême qu'on leur a laiſſé, & qui jouiſſent pourtant encore d'une réputation très-méritée & très-étendue ?

L'Auteur a l'eſprit trop juſte, pour ne pas reconnoître inceſſamment le faux des principes ſur leſquels il a écrit ; & le cœur trop droit, pour tarder long-tems à retracter les conſéquence qu'il en a tirées. Un tel événement eſt d'autant plus à déſirer, qu'on voit en lui un génie d'une trempe à concourir efficacement au bonheur de ſes concitoyens, quand la vérité ſeule en éclairera & dirigera la marche.

F I N

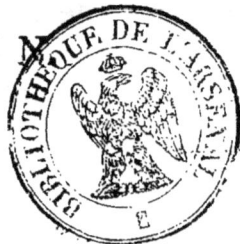

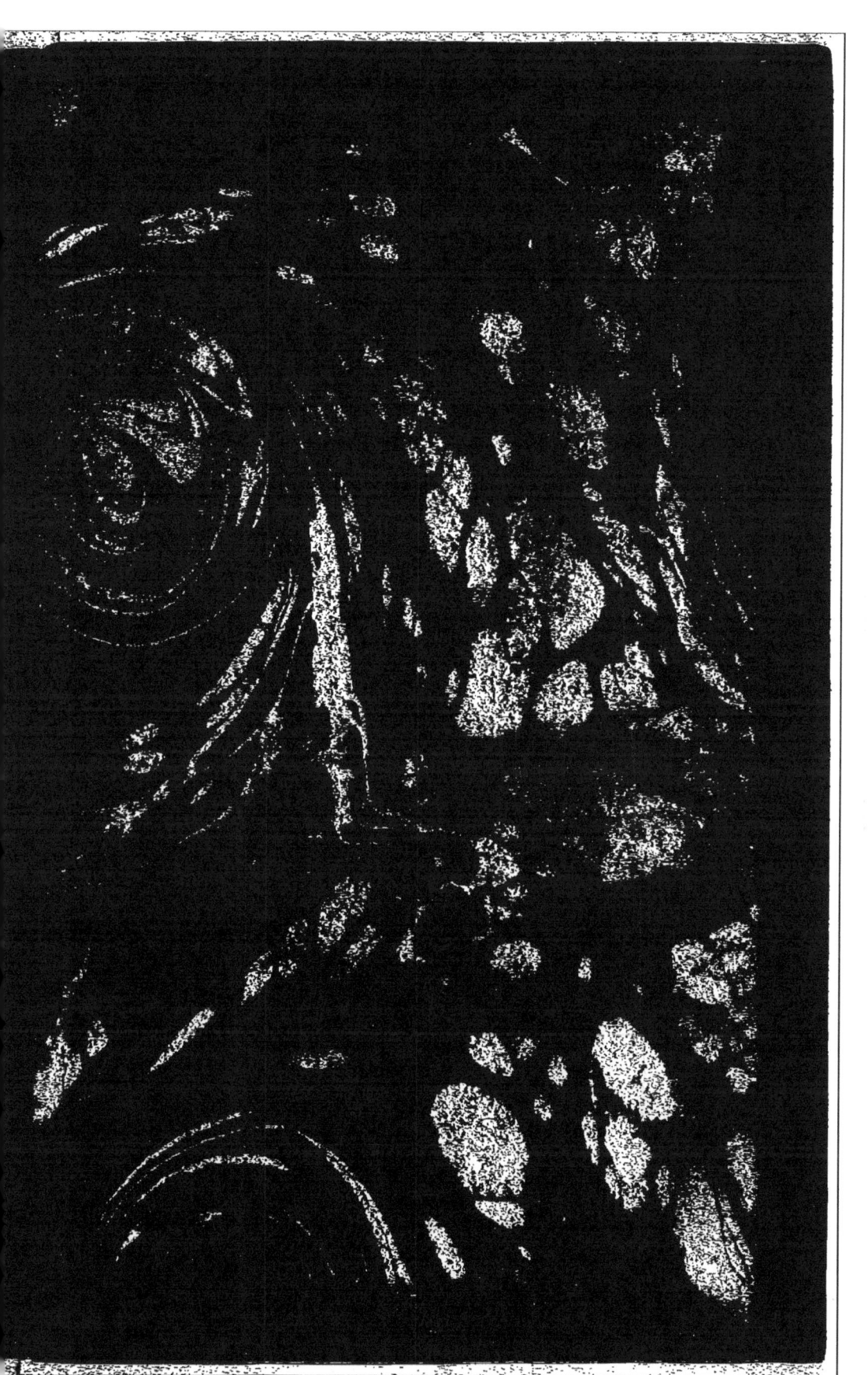

www.ingramcontent.com/pod-product-compliance
Lightning Source LLC
Chambersburg PA
CBHW071850200326
41519CB00016B/4323